古醫籍稀見版本影印存真文庫

采艾編翼

清·葉茶山輯

中醫古籍出版社
Publishing House of Ancient Chinese Medical Books

圖書在版編目（CIP）數據

采艾编翼 /（清）叶茶山辑 .—北京：中医古籍出版社，2015. 9（2024. 2 重印）
（古医籍稀见版本影印存真文库）
ISBN 978-7-5152-0856-5

Ⅰ. ①采　Ⅱ. ①叶　Ⅲ. ①艾灸　Ⅳ. ① R245.81

中国版本图书馆 CIP 数据核字（2015）第 093444 号

古醫籍稀見版本影印存真文庫
采艾編翼　清・葉茶山　輯

責任編輯　黄　鑫
封面設計　張雅娣
出版發行　中醫古籍出版社
社　　址　北京市東城區東直門内南小街 16 號（100700）
電　　話　010-64089446（總編室）010-64002949（發行部）
網　　址　www.zhongyiguji.com.cn
印　　刷　北京市泰鋭印刷有限責任公司
開　　本　850mm × 1168mm　32 開
印　　張　12.625
字　　數　73 千字
版　　次　2015 年 9 月第 1 版　2024 年 2 月第 2 次印刷
書　　號　ISBN 978-7-5152-0856-5
定　　價　45.00 圓

國家古籍出版

專項經費資助項目

據中國中醫科學院圖書館藏清嘉慶十年乙丑六藝堂刻本影印原書版框高一八五毫米寬一一七毫米

出版説明

中醫藥學是中華民族優秀傳統文化的重要組成部分，是我國醫學科學的特色，也是生命科學中具有自主創新優勢的領域。歷代存留下來的中醫典籍是我國寶貴的文化遺産，其承載着中華民族特有的精神價值、思維方法、想象力和創造力，是中醫藥科技進步和創新的源泉。對中醫古籍進行保護與整理，即是保護了我國全部古籍中的一個重要的組成部分。

《古醫籍稀見版本影印存真文庫》在全面調查現存古醫籍版本情况的基礎上，遴選出五十餘種具有較高學術價值、文獻價值的古醫籍，對其稀見的版本進行搶救性地挖掘整理，其内容涵蓋中醫臨床内、外、婦、兒、針灸、五官各科及基礎理論等領域。這些版本多爲亟待搶救的瀕危版本、珍稀版本、孤本、善本，或者曾經流傳但近幾十年來世面上已很難見到的版本，屬於讀者迫切需要掌握的知識載體，具有較大的出版價值。爲方便讀者閲讀與使用，本叢書整理者對所遴選古籍的版本源流及存世狀況進行了考辨，撰寫了提要，簡介了作者生平，評述了著作的學術價值；爲避免在整理過程中出現各種紕漏，最大限度地保留文獻原貌，我社決定採用影印整理出版的方式。

此次所選書目具有兩個特點：一是以學術性和實用性兼顧爲原則，選擇凝結歷代醫藥學家獨到理論精粹及豐富臨床經驗的精品力作，突出臨證實用，并且充分注重各類中醫古籍的覆蓋面，除了喉科之外，其余各類均有涉及；二是選擇稀見版本，影印出版，不僅可以避免目前市場上古籍整理類書籍魚目混雜、貽誤后學之弊，而且能够完整地體現歷史文獻的真實和完整性，爲讀者研習中醫提供真實的第一手資料。該叢書對於保護和利用中醫藥古籍，發揚和傳承中醫藥文化，更好地爲中醫藥科研、臨床、教學服務具有重大的意義。

我社自二十世紀八十年代成立以來，陸續出版了大型系列古籍叢書，影印的有《中醫珍本叢書》《文淵閣四庫全書醫家類》《北京大學圖書館館藏善本醫書》《海外回歸中醫古籍善本集萃》《中醫古籍孤本大全》等，自出版后廣受學界和藏書機構歡迎。實踐證明，以影印爲基礎進行文獻開發，不僅符合學術研究和收藏需要，而且操作性更强，對促進文獻批露意義重大。

在編輯過程中，我們遵循《古醫籍稀見版本影印存真文庫》的編輯規範，進行了嚴格地查重，并查核原書，爲每種圖書制作了新的書名頁，重新編目，讓讀者一目了然。爲了讓讀者真真切切感受古籍的原汁原味，我們對前言和目録均採用繁體竪排形式。需要説明的是，所收珍本中有缺卷或缺頁的情況，由於這些珍本基本上没有復本，我們没有進行配補，僅作了相應的標注，也留下了些許遺憾，敬請廣大讀者諒解。

中醫古籍出版社

二零一五年九月

前言

經絡學說、鍼灸療法是祖國醫學的重要組成部分。從傳說中的『伏羲制九鍼』到《內》《難》初步奠定其理論結構；從第一部鍼灸專著《鍼灸甲乙經》的問世，到《黄帝内經明堂注》《銅人腧穴鍼灸圖經》《十四經發揮》《鍼灸聚英》《鍼灸大成》等名篇的流傳，其間經過歷代醫家的實踐和總結，不斷地豐富和完善着鍼灸理論和治療手段，為後人留下了大量鍼灸典籍。二千年來，鍼灸療法為中華民族的生存和繁衍做出了不朽的貢獻，今天又以獨特的神采風靡世界。

《採艾編翼》這一灸法專著是鍼灸寶庫中尚未發掘的珍品，約成書於清康熙五十年（一七一一年），作者係廣東新興縣人，姓氏不詳。嘉慶十年（一八〇五年），粵東名醫葉茶山將其所藏殘缺幾半的《採艾編翼》補輯校正，重新刊行，目前所見即爲葉氏重印本。

全書共三卷。卷一爲十二經循行歌訣，以及頭頸、胸腹、脊背、手臂、足膝等部位的循行圖譜，十四經分經圖説和經脈主治要穴；卷二爲内、外、婦、兒諸科一百一十三個証候的取穴處方及灸法要則，每症必配以内服方藥；卷三搜集簡便外科驗方百餘首，與鍼灸不相關連，疑爲後人摻入。本書治疾鍼灸與方藥參半，强調鍼藥並用，所録多爲山野醫生的臨症經驗，有濃厚的地方特色。

該書流傳甚少，現存清嘉慶十年六藝堂刻本，係國内珍本，爲促進鍼灸這一傳統醫術的復興和發展，我社現據此影印出版，以供廣大醫學工作者研究參考。

中醫古籍出版社

目録

采艾編翼序

是篇藏弆雖久尚未校
訂蓋以前編殘闕幾半
痛無力以補輯忍瑕痛
必俟子春妹丈君以裁

慨然自任捐貲鐫浚浚庚
寅冬以載復趣余抄正
是帙而同社顧君碧崑苑
陳君其統彭君達海李
君子劉威顧捐助綫之梨

橐於是與每野漁人二宗兄檢縣校訂閱兩月而編就壽梓甫交去冬蠲工以之一歲之俾公之同志云

時

嘉慶歲次乙丑之春嶺南

葉茶山題於環翠書庵

十二經循行部位歌

手之三陽手外頭。手之三陰胸內手。足之三陽頭外足。足之三陰足內走。

註手之三陽手外頭者。謂手陽明大腸經。從手次指內側之端。上行手臂外之上行。音杭至頭鼻孔兩旁也。手少陽三焦經。從手四指外側之端。上行手臂外之中行。至頭耳前動脉也。手太陽小腸經。從手小指外側之端。上行手臂外之下行。

至頭耳中珠子也。手之三陰胸內手者。謂手太陰肺經。從胸乳上循行臑內。下行肘臂內之上行。至手大指內側之端也。手厥陰心包絡經。從腋下乳外循行臑內。下行肘臂內之中行。至手中指之端也。手少陰心經。從腋筋間循行臑外。下行肘臂內之下行。至手小指內側之端也。足之三陽頭外足者。謂足陽明胃經。從頭目下循頰頸乳中。下行腹外股膝跗之前。行至足二指之端也○足少陽膽經○從頭目外眥循行繞耳顳顬○下行脇跨膝跗之中○行至足四指外側之端也○足太陽膀胱經○從頭目內眥循行額巔項背外行脊膕腨踝之後○行至小足指外側之端也○足之三陰足內走者○謂足厥陰肝經從足大指外側之端○循行前行上內踝上○膕腨膝之中行內行陰器腹脇之外○行上至乳下也○足太陰脾經○從足大指內側之端○循行內踝膝裏股內之

中行上行腹中至季脇也。足少陰腎經。從足心循行内踝足跟内循之後。行上腹内至胸也。諸陽行外。諸陰行裏。四肢背腹皆如此也。

頭前正面圖

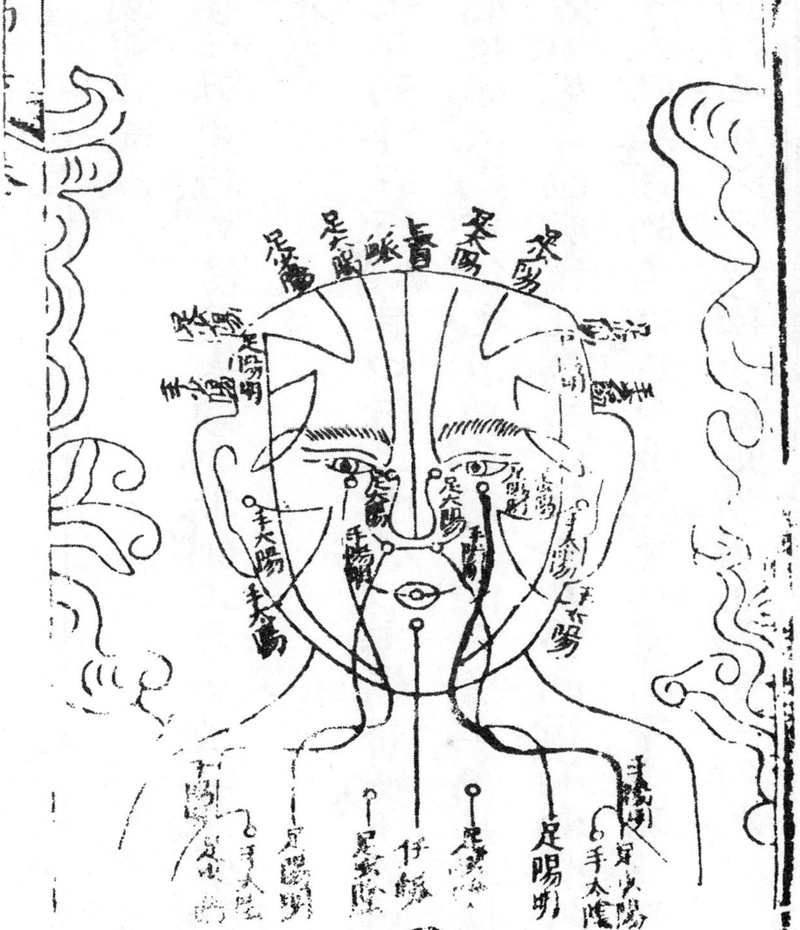

頭前正面歌

頭骨唇任五中行。背傍足太顴手陽。側上足少繞耳手。鼻傍手明唇足丸。

註頭之正面分五行。音杭其中行上嘴唇以上屬督脈。下嘴唇以下屬任脈。此為中行也。其第二行目內背旁上。屬足太陽經。鼻旁而屬手陽明經。此為第二行也。其第四行面顴骨外旁屬手太陽經。頭側上屬足少陽經。繞耳前屬手少陽經。此為第四行也。其弟三行。唇旁屬足陽明經。為第三行也。

頭後項頸圖

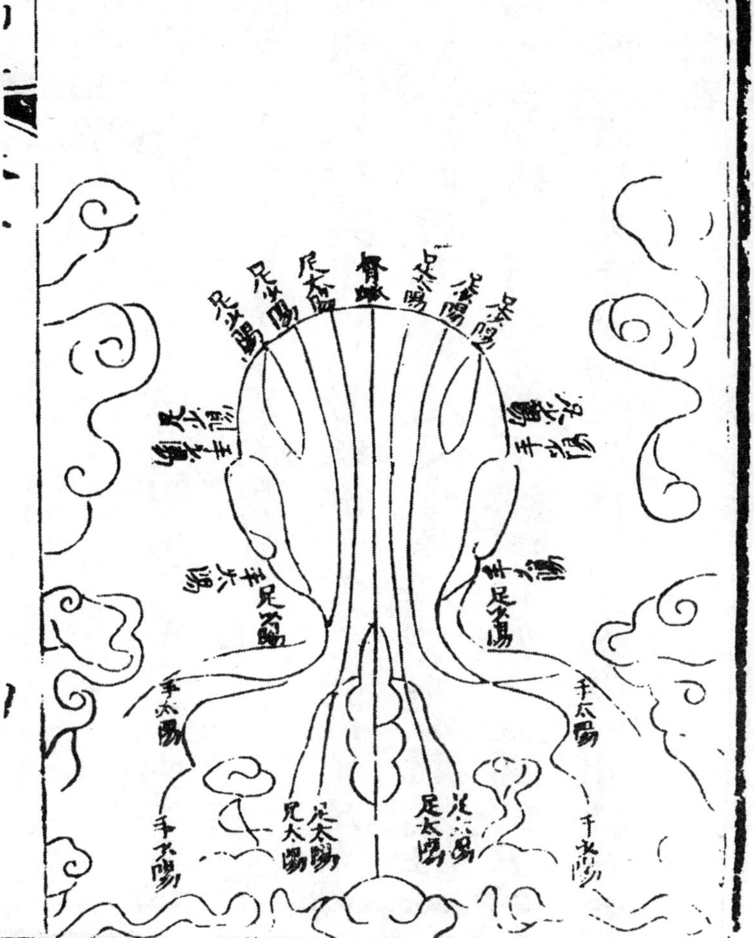

頭後項頸歌

頭後七行督中行，惟二足太，足少陽，頸前任中二足明，三手四行手太陽，五足少陽六足是，手足太陽督中行。

註頭後項頸分七行，其中行屬督脈，惟兩旁第二行屬足太陽經，其餘第三行、四行、五行，皆屬足少陽經，頸前中行屬任脈，二行屬足陽明經，三行屬手陽明經，四行屬手太陽經，五行屬足少陽經，六行屬手少陽經，七行屬足太陽經，項後中行屬督脈經也。

胸腹圖

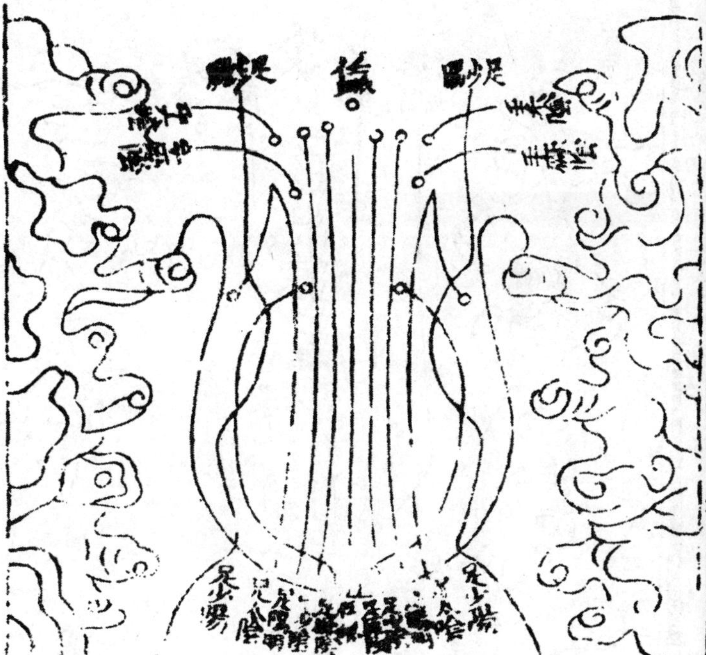

脊背圖

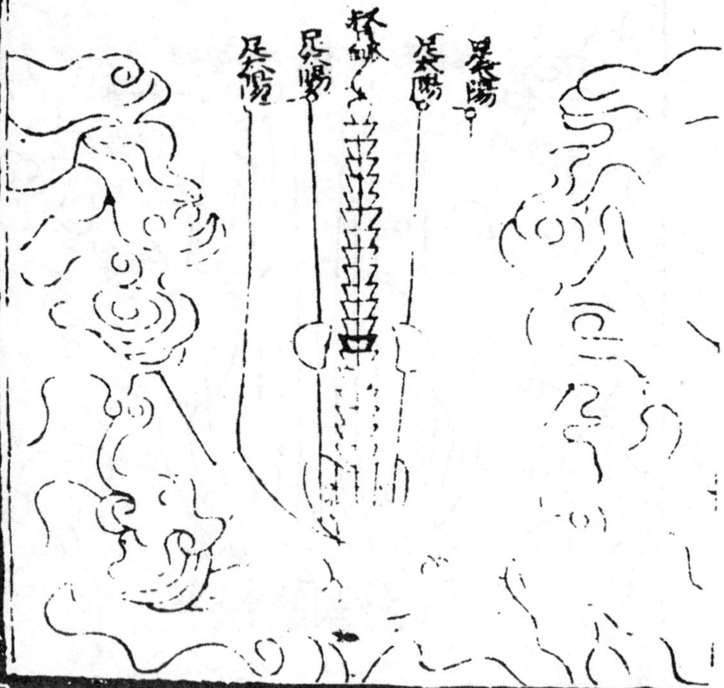

胸腹脊背歌

胸腹二行足少陰。三足陽明四太陰。五足厥陰六少陽。脊背二三足太陽。

註 胸腹之中行屬任脈。兩旁第二行屬足少陰腎經。第三行屬足陽明胃經。第四行屬足太陰脾經。乳下脇上第五行屬足厥陰肝經。脇後第六行屬足少陽膽經。脊外兩旁二行三行。俱屬足太陽膀胱經。脊之中行屬督脈經。

手髆臂外圖

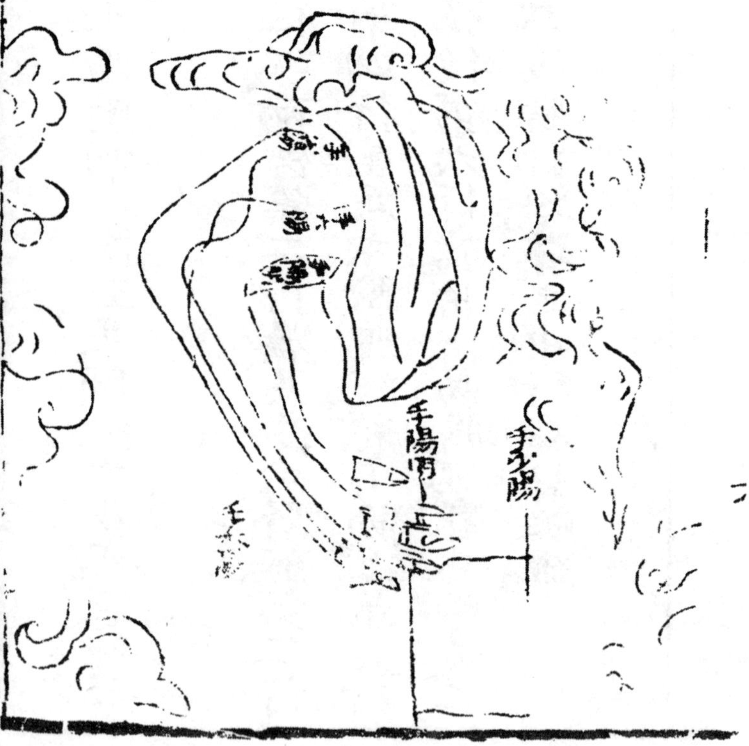

手髆臂內圖

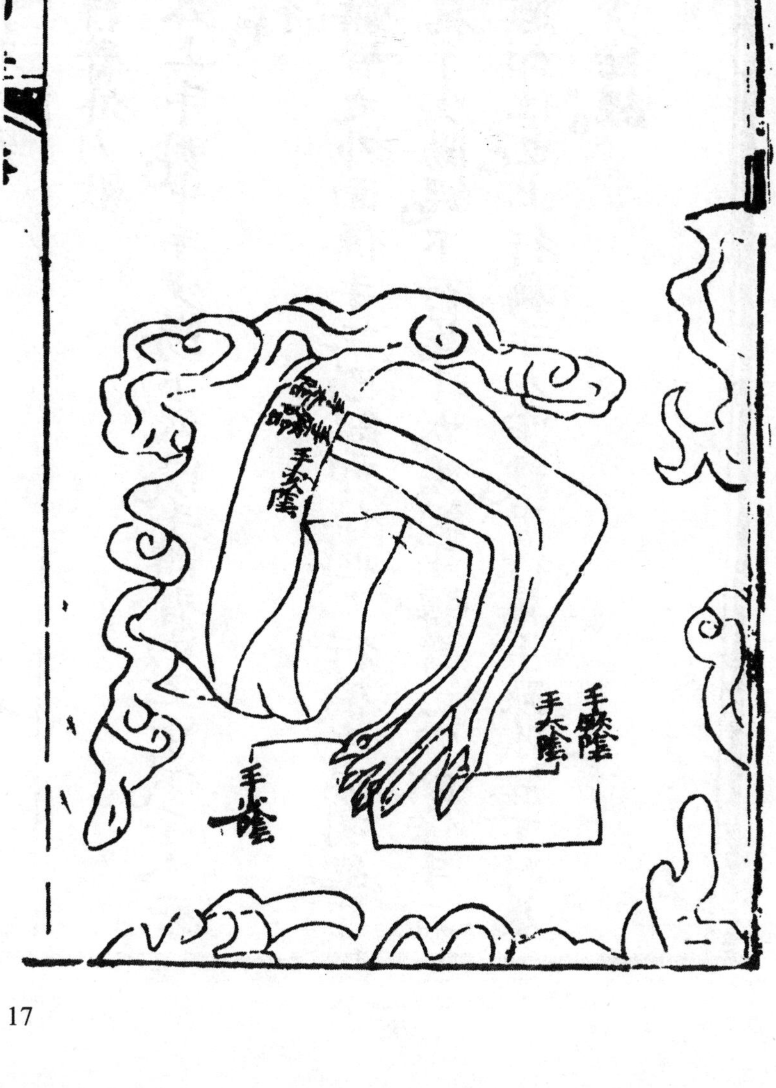

手髆臂外內歌

手髆臂外上手明。中手少陽。下太陽。手髆臂內上中下。手太厥少分三行。

註 手髆臂之外面係手三陽經部位也。上行屬手陽明經。中行屬手少陽經。下行屬手太陽經。手髆臂之內面係手三陰經部位也。上行屬手太陰經。中行屬手厥陰經。下行屬手少陰經。

足膝外圖

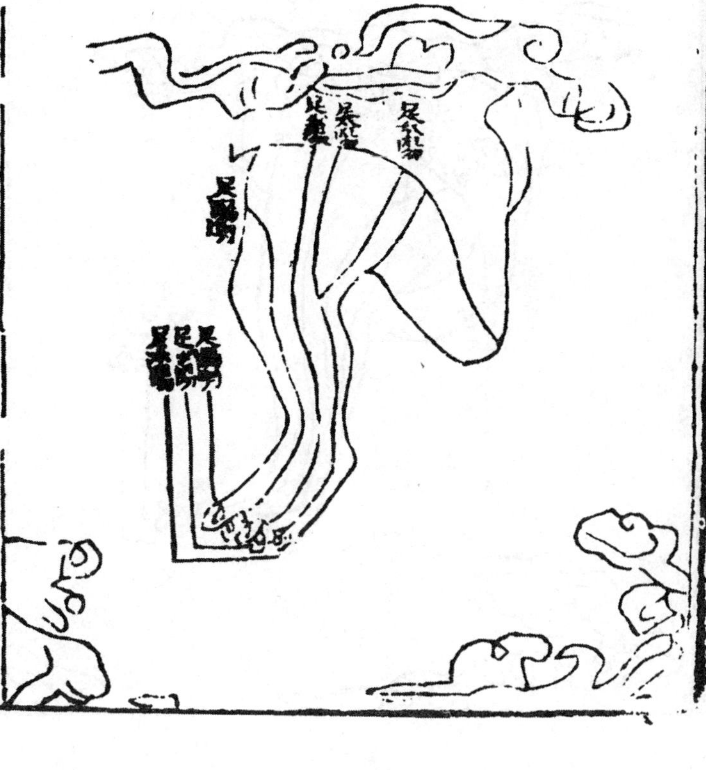

足膝內圖

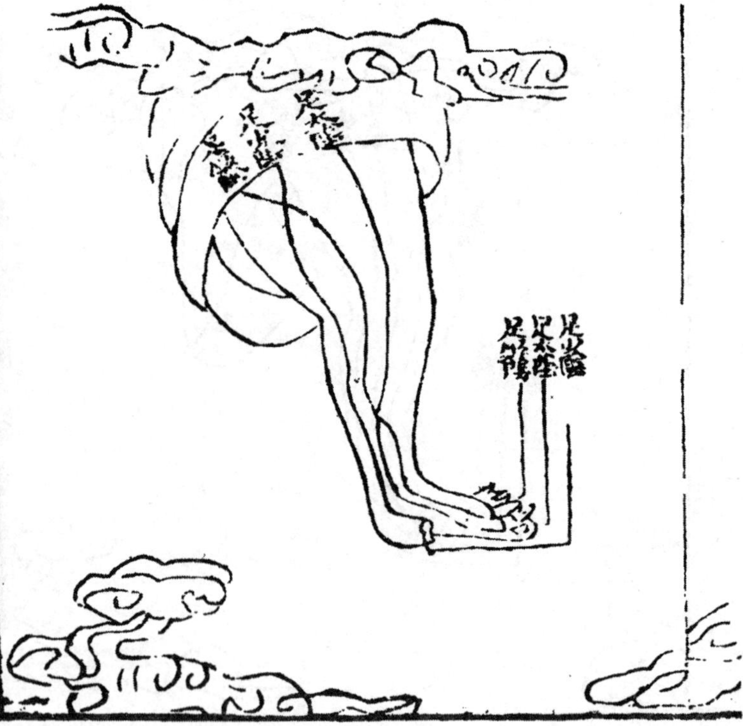

足膝外内歌

足膝外前足陽明。中行少陽後太陽。足膝之内前中後。足厥太少分三行。

註 足膝之外面。係足三陽經部位也。前行屬足陽明經。中行屬足少陽經。後行屬足太陽經。足膝之内面。係足三陰經部位也。足大指外側之前行。股内之中行。屬足厥陰經。内側之中行。股内之前行。屬足太陰經。足心繞踝之後行。屬足少陰經。

采艾編翼上 目錄

銅人全圖 正伏側三大幅各高四尺九印刷先以精石印起乃用顏色表出使經絡顯明如肺大腸為燥金其色白宜用粉九分摻墨一分填之肺為臟則填實○大腸為腑則用圈○脾胃黃色○肝膽青色○腎膀胱綠色○心小腸一朱色包焦為相火宜用紫色其填實用圈一如肺大腸之法

十四經絡圖說綜要　十五絡纂

臟腑全圖說　經脈主治要穴訣　脈訣

灸法須知　標本論略　水之宜　食物　宜忌

手太陰肺經圖

每日寅時自中焦由所交本經卯時交手大腸絡到缺募中府

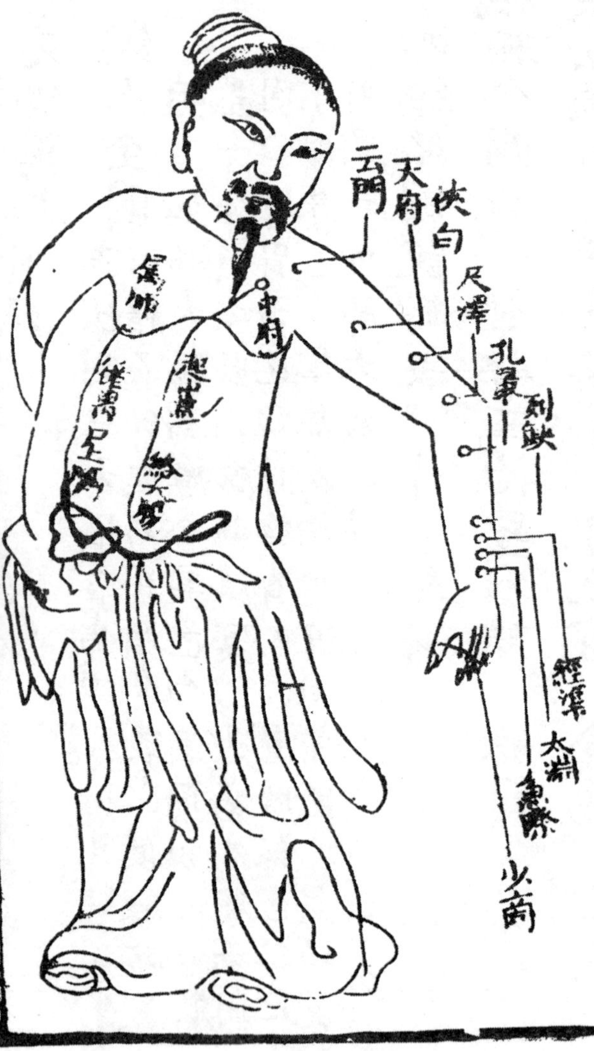

肺經說

手太陰之脈（肺朝百脈輸精于皮毛）起于中焦，下絡大腸，還循胃口（即賁門），上膈屬肺（系息入肺向後夾背與腎通），從肺系橫出腋下〔中府〕，本經募〔雲門〕，下循臑內〔天府〕，行少陰心主之前〔俠白〕，下肘〔尺澤〕，合循臂內上骨下廉〔孔最〕〔列缺〕，本經絡〔經渠〕，入寸口〔太淵〕，脈會止而循〔魚際〕，榮出大指之端〔少商〕井。其支從腕後〔列缺〕直出次指內廉，出其端（商陽是爲）交經

大腸

且經少血多氣是動則病肺脹滿膨膨而喘欬缺盆中痛甚則交兩手而瞀是爲臂厥主肺所生病者欬嗽虛甚爲火所乘咳而見血上氣喘喝煩心胸滿臑臂内前廉痛掌中熱氣盛有餘則肩背痛風汗出中風傷風則溺熱則溺濁寒則清小便數而欠氣虛則肩背痛寒少氣不足以息冷則身鶉嘔涎嗽胃口逆上也溺色變

中府本經募應肺俞肺起于此乳中上二三肋開二寸

尺澤各氣病之要穴

孔最熱病汗不出

列缺本經絡々大腸凡病皆治

大淵脉會治目

少商治腮頷腫喉閉以三稜針刺出血即愈不宜灸

手陽明大腸經圖起於商陽卯時自肺交入絡偏歷

募天樞在胃經

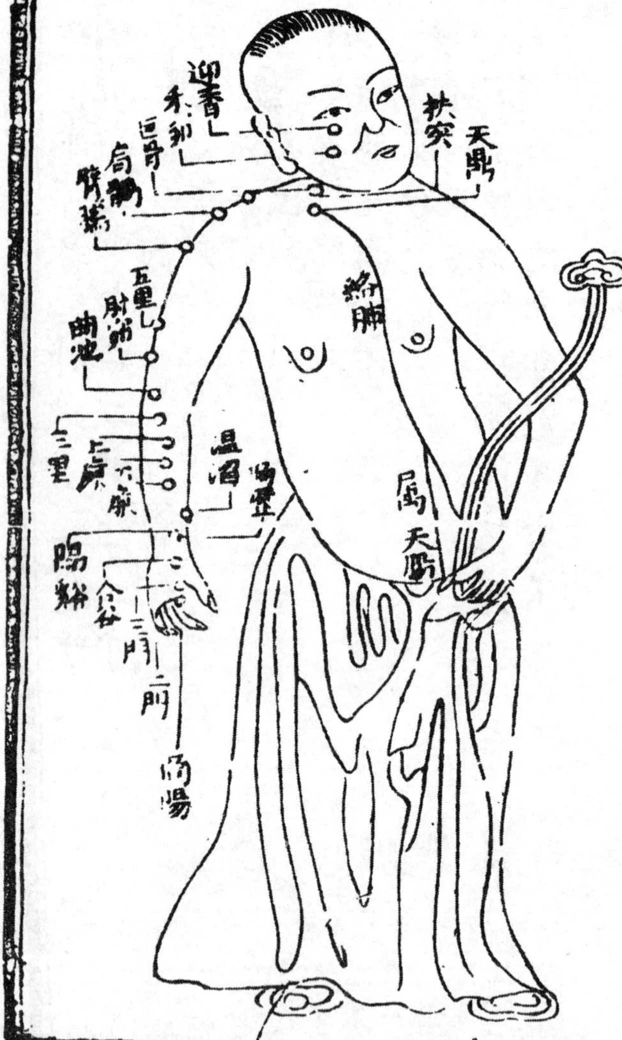

大腸經說

手陽明之脈起于次指内側之端（商陽）井 循指上廉（三間）榮（三間）出（合谷）原 兩骨之間上入兩筋之中（陽谿）經（偏歷）絡循臂上廉（温溜）（下廉）（上廉）（三里） 入肘外廉（曲池）合循臑外前廉（肘髎）（五里）（臂臑）出髃骨之前廉（肩髃）（巨骨）上出柱骨之會上下入缺盆絡肺下膈屬大腸按會大腸曰廣腸濕熱爲痔漏腸癖其支別者從缺盆上頸（天鼎）貫頰（扶突）下入齒縫中熱風病齒還出挾口（禾髎）交人中左之右右之左上挾鼻孔

〔迎香〕是動則齒痛頻腫主津所生病者目黃口乾上鼽衂熱則臍滿口瘡血壅喉痺大腸上逆爲嘔吐肩前臑痛大指次指不用熱則重墜虛則腸鳴下滞則切痛冷則滑泄便血有不止近則膀胱遠則心腎

大腸經綜要

合谷要穴孕婦慎溫溜多熱頭痛

曲池傷寒餘熱不盡支痛肩髃臂痛舉臂取

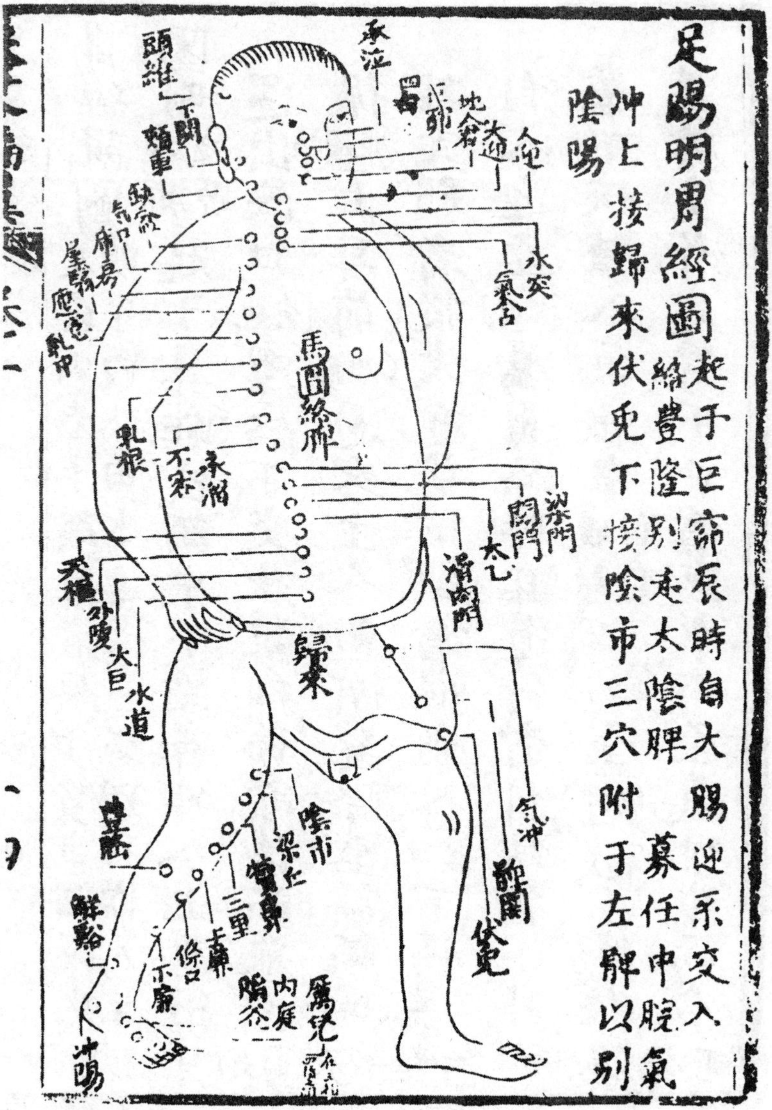
足陽明胃經圖
起于巨窌辰時自大腸迎系交入
絡豊隆別走太陰脾募任中脘氣
冲上接歸來伏兎下接陰市三穴附于左髀以別
陰陽
承泣
四白
巨髎
地倉
大迎
人迎
頭維
下關
頰車
水突
氣舍
缺盆
氣戶
庫房
屋翳
膺窗
乳中
乳根
不容
承滿
梁門
關門
太乙
滑肉門
天樞
外陵
大巨
水道
歸來
氣冲
髀關
伏兎
陰市
梁丘
犢鼻
三里
上廉
條口
下廉
豊隆
解谿
冲陽
陷谷
內庭
厲兌

胃經說圖及彙穴先于頭維者便于貫串也說則明乎內外由本達支必以巨窌爲主

足陽明六腑之原起于鼻（巨窌）交頞中下循鼻外入上齒縫中還出俠口（地倉）環唇下交承漿却循頤後下廉出（大迎）循（頰車）上耳前（頭維）過客主人（下關）循髮際至額顱（四白）（承泣）其支別者從大迎前下（人迎）循喉嚨入（缺盆）下膈胸部三行自人迎至（乳根）屬胃絡脾其道行者自缺盆下耳內廉下俠臍入氣沖中腹部三行自（不容）至（髀關）（天樞）爲大腸募其支者起胃下口循腹裏下至氣沖中而合以下

脾關抵(伏兔)(陰市)(梁丘)下入膝臏中(犢鼻)下循䯒外廉(三里)(上廉)(條口)
(下廉)(豐隆)本經絡下足跗入中指間其支者下膝三寸而別
下入中指外間(解谿)經(衝陽)原(陷谷)俞(內庭)滎(厲兌)井其支者
別跗上(豐隆)絡別走太陰脾入大指間出其端交脾是動則凄
凄然振寒虛冷吐善伸數欠顏黑病主惡人與火熱病
惡火氣聞木音則惕然虛而驚土惡木心欲動獨閉戶牖而
處甚則欲上高而歌陽盛則升棄衣而走賁嚮塞氣腹脹是爲骭
厥是主血所生病者狂瘧熱溫淫汗出鼽衄血熱口

喎（中風）唇胗（温氣）頸腫喉痺（寒冲而嘔吐）腹水脹膝臏腫痛（血瘀結）循膺氣鬱乳（乳病）衝股伏兎骭外廉足跗上皆痛（虛寒）中指不用氣盛則身以前皆熱（氣逆喘急）其有餘于胃則消穀善饑溺色黃（胃風）下氣不足則身以前皆寒（風下血上）爲面腫胃中寒（翻胃吐清）則脹滿盛也

胃經綜要

四白（目瞤動）頰車（牙痛）地倉（口喎）乳根（胸滿）

承漿（氣逆）天樞（一切）重感　水道（引陰）

三里 諸病皆治年三十以上灸後加此乃不冲目

上下廉 即巨虛上廉胃皆大腸脉行下廉胃皆小腸脉行

豐隆 止汗與腎經復溜合用

解谿 解一支走中指

厲兌 尸厥

足太陰脾經圖

起于隱白巳時自胃經冲陽交入絡公孫通衝脈至胸有父道焉募章門屬肝

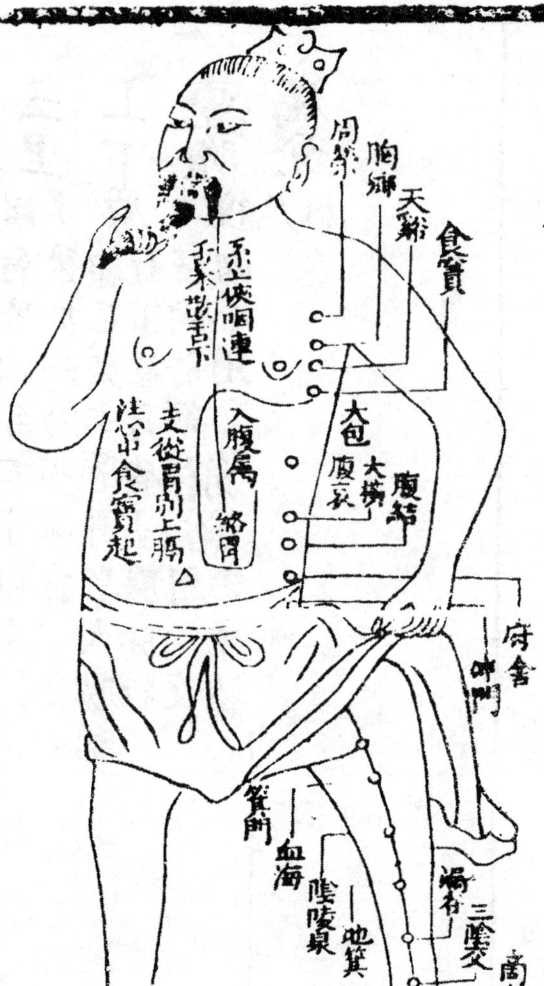

脾經說

足太陰黃庭之脉主名臟血脉起于大指之端隱白井循指

內側白肉際大都滎太白俞過核骨後公孫絡商丘上內踝

前廉上踹內循脛骨後三陰交出厥陰之前漏谷地箕

上循膝陰陵泉股內廉血海箕門入腹沖門府舍腹結大橫屬脾絡

胃上膈俠咽連舌本散舌下其支別者復從胃別

上膈食竇天谿胸鄉周榮大包注心中　是動則病舌本肥甘

陽氣上攻強食則吐風木乘土胃脘痛腹脹氣滯善噫得後出

氣則快然而衰身體皆重冷為痿躄筋骨肌肉不利為肉痿為癱瘓諸症

是主脾所生病者舌本痛體不能動搖食不下煩

心脾熱胃燥心下急痛寒瘧溏瘕泄水水乘土下黃疸濕熱

之甚曰疸不能卧氣滯水強立腫氣在股膝內厥足大指不

用也

脾經綜要

大都治目公孫治面三陰交前肝中脾後腎陰症要穴月下不止

孕禁大橫多汗多寒天谿产嗌

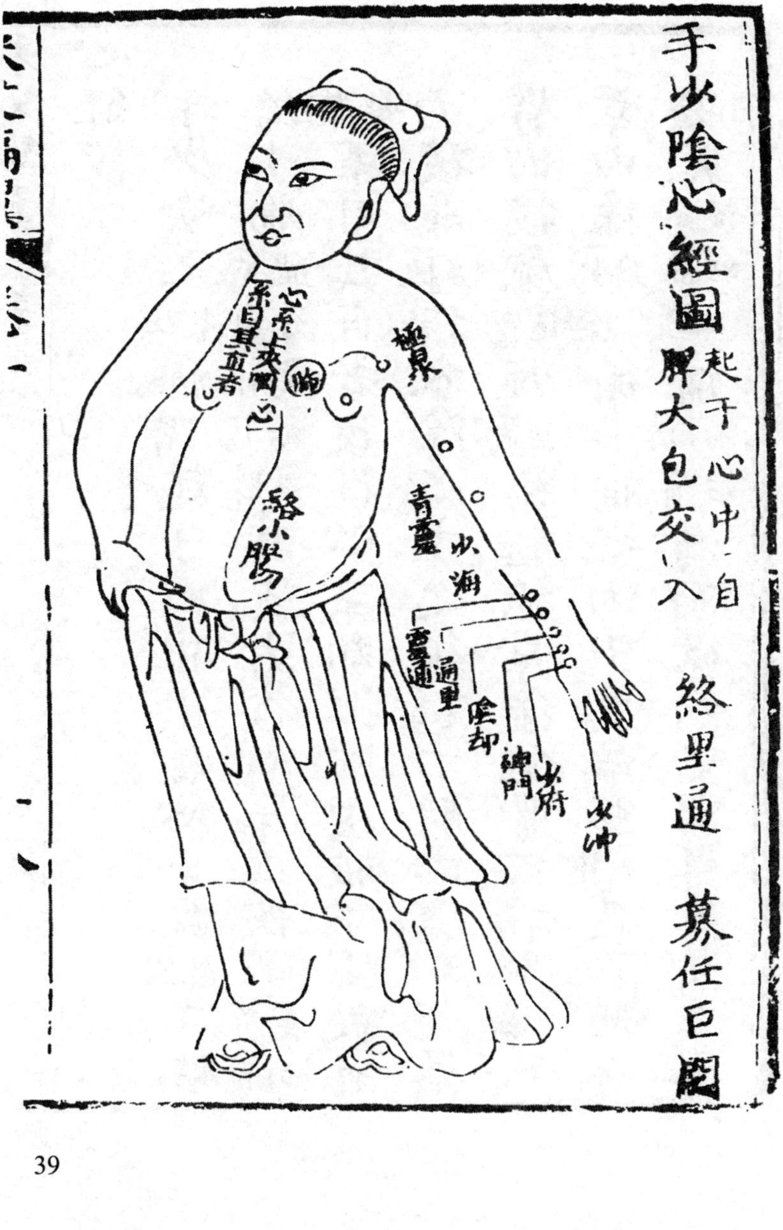
手少陰心經圖
起于心中自
脾大包交入
絡里通
募任巨闕
心系上夾咽
系目其血者
腋
心
極泉
青靈
少海
絡小腸
靈道
通里
陰郄
神門
少府
少沖

心經說

手少陰之（五臟皆系通）起于心中出屬心系爲（伏梁）下膈絡小腸（系自腎下膀胱會關元）其支者從心系上俠咽（應舌葉而）榮髮系目其直者復從心系却上肺出腋下下從臑內後廉〔極泉〕行太陰心主之後〔青靈〕下肘內廉〔少海〕（合）循臂內後廉〔靈道〕經〔通里〕絡〔陰郄〕抵掌後兌骨之端〔神門〕（俞）入掌內廉〔少府〕（榮）循小指之內出其端〔少衝〕（井）是動則病嗌乾（血熱流衂）心痛（陰痛不治）渴而欲飲 謂臂厥是主心

所生病者目黃脇痛臑臂內後廉痛掌中熱也血熱

甚則口糜狂面縣汗 女子血滯

心經綜要

少海寒熱汗出 通里煩心 神門五痛 少衝驚癇

手太陽小腸經圖起于少澤自心經少衝未時交入絡支正別走少陽三焦募任関元

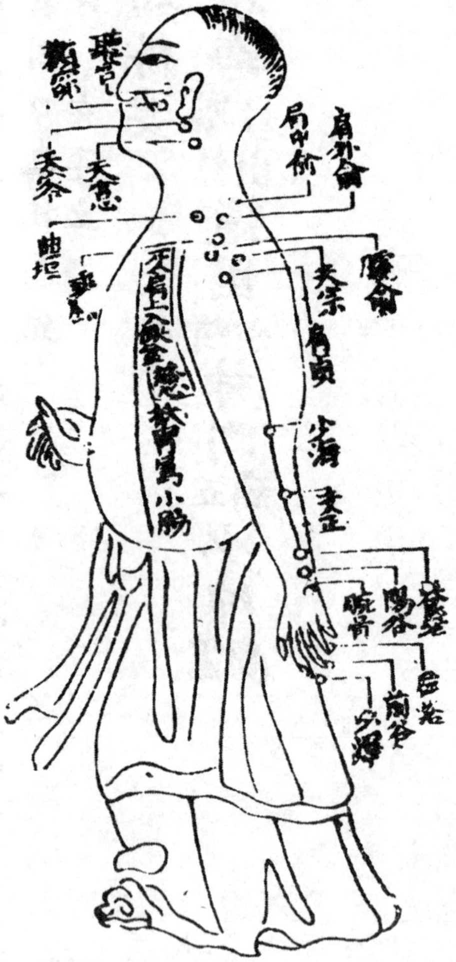

小腸經說

手太陽之脈起于小指之端（少澤井）（前谷滎）（後谿俞）循手外側上腕（腕骨原）出踝中（陽谷經）直上（養老郄）循臂骨下廉（支正絡）出肘內側兩骨之間（小海合）上循臑外後廉出肩解（肩貞）（臑俞）繞肩胛（天宗）（秉風）（曲垣）交肩上（肩外俞）（肩中俞）入缺盆向腋絡心循咽下膈抵屬小腸（上接胃口下達膀胱）心虛入此則遺精濁帶寒水谷不化其支別者從缺盆循頸上頰（天窗）（天容）至目銳眥却入耳中（聽宮）其支別者別頰上䪼抵

鼻至目內眥斜絡于顴（顴髎）

是動則病嗌痛心熱是本經肩嗌痛若經上冒

則嗌中滿腹痛頷腫不可回顧肩似拔臑似折

主液所生病者耳聾目黃（氣熱上攻）頰頷腫氣入小腸（血滯心）

肩臑肘外臂外後廉痛（氣逆腰丸）

小腸經綜要

少澤與前谷後谿皆治寒熱相其病之輕重而淺深之

腕骨（指制令熱）小海（肘腋）

足太陽膀胱經圖起于睛明　自小腸聽宮穴交入路此陽則交少陰腎甚[illegible]脊二行八節無俞大節督俞十五節氣海俱不載尚

症

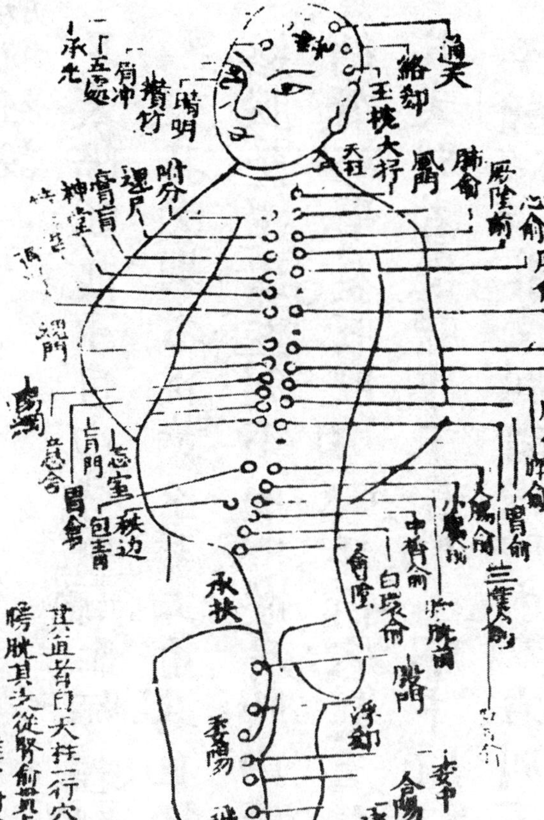

其直者自天柱二行穴起至環俞止絡腎屬膀胱其次從腎俞與上次中下窌合會陽其支別有自二椎骨附分三行穴至秩邊正侠脊過承扶

膀胱經說

足太陽脈起于目內背(睛明)(攢竹)上額(眉冲)(曲差)(五處)交巔上(承光)(通天)其支別者從巔至耳上角其直行者從巔入絡腦(絡却)還出(玉枕)別下項(天柱)從肩膊內俠脊抵腰入循膂絡腎屬膀胱自(大杼)二行穴起至白環俞各十七穴其支別者從腰中下貫臀入膕中自腰髁下俠脊第一空爲(上窌)至(會陽)各五穴其支別者從膊內左右別下貫胛俠脊內自二椎(附分)三行穴起至二十一椎外(秩邊)共各十四穴過髀

樞（承扶）循臀外後廉（殷門）（浮郄）（委陽）下合膕中（委中）（委陽）絡此下貫腨內（合陽）（承筋）（承山）（飛陽）絡（附陽）出外踝之後（金門）（崑崙）（申脈）循（京骨）原（束骨）俞（通谷）榮至小指側端（至陰）是動則病頭痛似脫氣項似拔脊痛腰似折髀不可轉回膕如結腨如裂是為踝厥是主筋所生病者痔瘧下分不通熱結胞寒寒則滯濕則濁冷則遺溺癲狂頭項痛風搏目黃淚出鼽衄項背腰尻膕腨腳皆痛小指不用也

膀胱經綜要

大杼骨會傷寒汗不出痓

風門傷風寒肺俞勞病宜灸膈俞胸腹兼治肝俞治目

脾俞積聚胃俞胃中寒三焦俞腹脹腎俞虛勞已上八竅穴

四竅多治陰症第一空足太陽少陽絡第四空足太陽

厥陰所結

膏肓無所不療勞傷積病宜灸壯譩譆火瘧委中熱病不屈伸取血愈

合陽代委中治腰脊強引腹痛承山寒熱脚氣崑崙頭痛轉筋尸厥

彙穴云膀胱經分野自頭而背而足行歷最遠

故治症最多且背部爲腑臟注俞又與腎爲表
裏于小腸爲聯屬故治頭腹諸病者取之本經
之足治腹脅諸病者取之本經之背所謂取精
多而用物宏者也

足少陰腎經圖起于湧泉自膀胱經至陰穴來趨足

京門膽經穴 心出然谷之下絡大鍾走照水

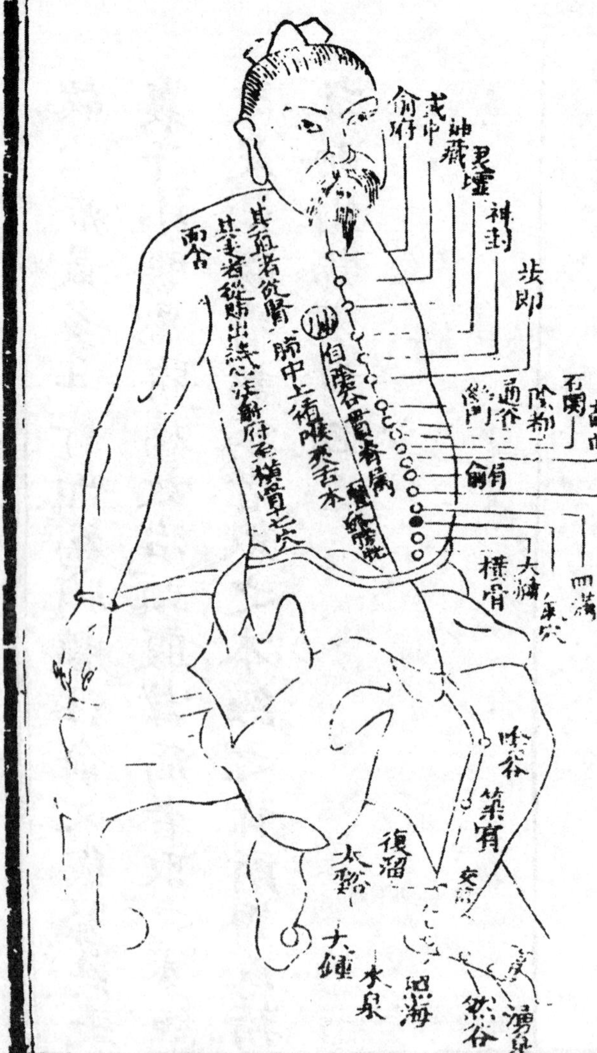

腎經說

足少陰之脈起于小指之下斜趨足心（湧泉）川出（然谷）滎之下循內踝之後（太谿）俞（大鍾）經（水泉）原（照海）別入跟中（復溜）經（交信）上腨內（築賓）出膕內廉（陰谷）合上股內後廉貫脊屬腎絡膀胱其直者從腎上貫肝膈入肺中循喉嚨夾舌本（蓝所從固竅于耳）其支者從肺出絡心注胸中（腹上二行各十行自俞府至腹橫骨七穴）

是動則病饑不欲食面黑如漆柴冷鬱精枯而

鬚髮皆腎脈所絡咳唾則有血喝喝而喘坐而欲起目茫茫如無所見（腎風不明腎水則腫）心如懸若饑氣不足則善恐心惕惕如人將捕是為骨厥所生病者口熱舌乾咽腫上氣嗌乾及痛（皆熱氣）煩心心痛（背痛引心心痛引腰屬腎）黃疸（虛熱）腸澼（男女隱曲不利屬膀胱）脊臀內後廉痛痿厥（冷則痿甚則縮入陽）嗜臥足下熱而痛（心風入腎）

湧泉中風不語然谷治喉大谿照海俱治嗌

復溜補則止汗瀉則發汗陰谷少腹引陰

氣穴奔豚石關要血冲腹幽門胸引痛

灸法補水益元此經最妙

手厥陰心包經圖

起于天池自腎經俞府交入胸中出屬心包歷絡三焦其支循胸出脇抵天池 內關本經絡別走少陽三焦與外關應 無募

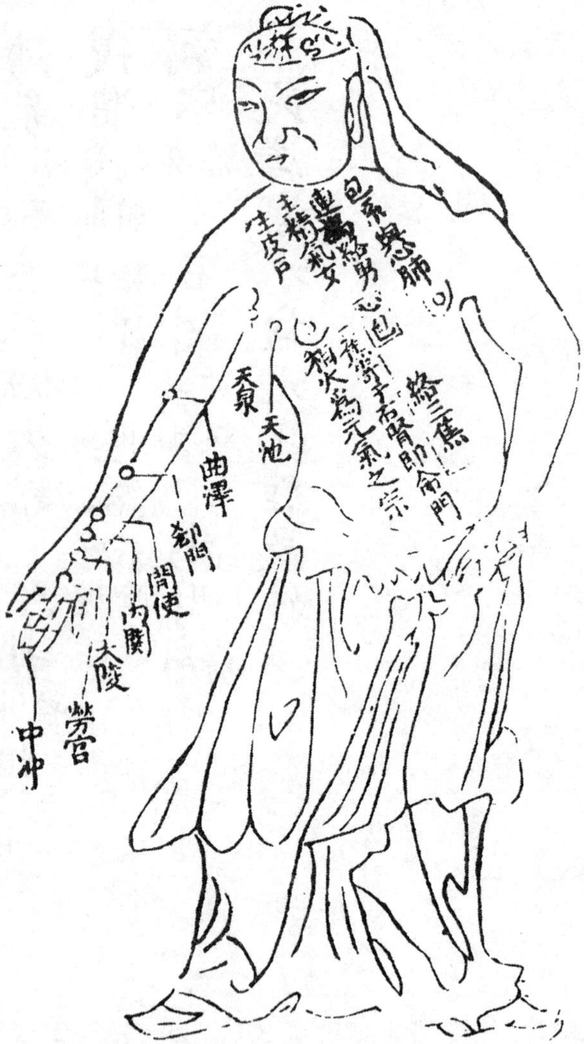

心包經說

手厥陰之脈起于胸中出屬心包止包心而系與心肺相連為絡男主精氣女主包户下膈歷絡三焦其支者循胸出脇下腋三寸（天池）上抵腋下（天泉）下循臑内行太陰少陰之間入肘中（曲澤）合下臂行兩筋之間（郄門）（間使）經（内關）原（大陵）俞入掌中（勞宮）滎循中指出其端（中冲）井其支別者從掌中循小指次指出其端走三焦

是動則病手心熱臂肘攣急風冷則痺腋腫甚則胸
脇支滿氣心中澹澹火動頭旋面赤熱虛善笑則
休氣塞則朧目黃是主心包脈所生病者心煩心痛悲則絡絕
而下血掌中熱也

心包經綜要

曲澤口乾心痛　間使　內關　大陵三穴寒熱淺深
勞宮熱病三日不汗
本經配三焦多治熱而兼治寒煩嘔驚痛其主治也

手少陽三焦經圖

起于小指之次指外側關冲穴自心包經中冲交入絡外關與心包內關穴交　募任石門元氣之別絡至氣冲為元　屬相火上主納中主守下主出

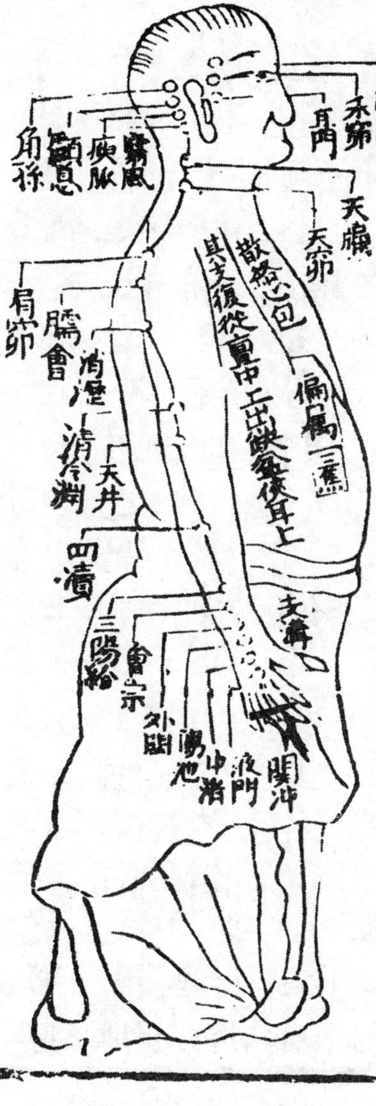

三焦經說

手少陽三焦寄于右腎命門相火為之元氣之宗上主納中主守下主出之脈起于小指之次指外側之端（關沖）井上出兩指之間（液門）滎循手（中渚）俞表腕（陽池）原出臂外兩骨之間（外關）絡（支溝）經（會宗）（三陽絡）（四瀆）上貫肘（天井）合循外臑上肩（清冷淵）（消濼）（臑會）（肩髎）交出足少陽之後（天髎）入缺盆交亶中散絡心包下膈偏屬三焦募任石門其支者從亶中上出缺盆上項（天牖）俠耳後（翳風）（瘈脈）（顱顖）直出耳上（角孫）以屈下頰至䪼

其支者從耳後入耳中走出耳前（耳門）過客主人前交頰（禾髎）却出至目銳眥（絲竹空）是動則病耳聾（虛）耳鳴嘈嘈嗌腫喉痺脹滿（熱結）是主氣所生病者煩滿汗出（冷敗汗多凍栗氣滯）目銳眥痛耳後肩臑肘臂皆痛（風禁）（血凝）小指次指不用也

三焦經綜要

液門（不汗）支溝（熱病不汗）天井（心胸痛）角孫（治目盧）

足少陽膽經圖

起于瞳子窌子時自三焦耳門穴交入 台肝在內踝上五寸肝經蠡溝穴與本經光明穴之絡 懸鍾即絕骨髓之會又為足三陽之大絡陽明經絡乃取之對太陰脾陰交穴 日月本經募

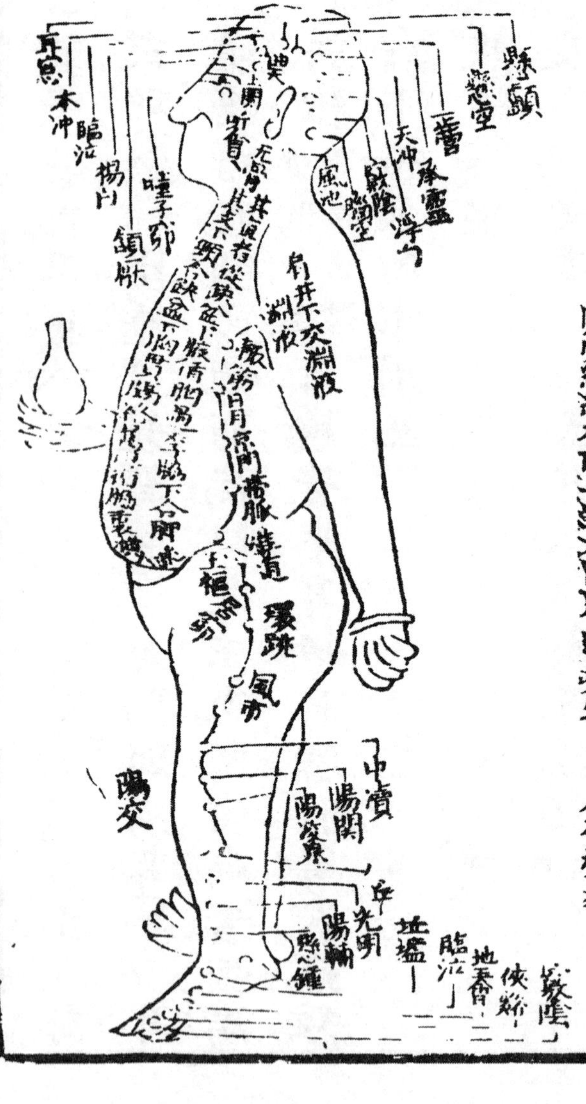

膽經説

足少陽之脉起于目鋭眥[瞳子窌]上抵角[頷厭][懸顱][懸釐]下耳後[曲鬢][率谷]循額[本神]行手少陽之脉前[陽白][臨泣][目窻]至肩上却交出少陽之脉後[正營][承靈][天衝][浮白][完骨][竅陰][腦空][風池]入缺盆[肩井]其支別者從耳後入耳中走出耳前[聽會]至目鋭眥後[上關]其支別者目鋭眥下大迎合手少陽於䪼下加頰車下頸合缺盆下胸中貫膈貫心俠咽出頷系目榮面絡肝屬膽循脇裏出氣冲繞毛際橫入髀厭開髮

中（環跳）其直者從缺盆（肩井）下腋（淵腋）循胸（輒筋）（日月）過季脅

（京門）（帶脈）（五樞）（維道）（居髎）下合髀厭中（合環跳）以下循髀太陽（中瀆）

（陽關）出膝外廉（陽陵泉）（外丘）下外輔骨之前（陽交）（光明）絡肝

（陽輔）經直下抵絕骨之端（懸鍾）足（三陽大絡）下出外踝之前

（丘墟）循足附下（臨泣）（地五會）（俠谿）入小指之次指外側出其

端（竅陰）其支別者從跗上入大指循岐骨內出其端

還貫入爪甲出三毛交肝大敦

是動則病口苦善太息（肥虛）心脅痛（交肝）不能轉側

風甚則痿痹甚則面微塵無膏澤足外反熱是為陽

陽厥熱則筋縮所生病者頭痛目銳眥痛缺盆中腫

痛腋下腫血淤馬刀俠癭汗出振寒瘧胸中脇肋

髀膝外至骨行絕骨外踝前及諸節皆痛交肝主筋節

小指次指不用也

膽經綜要

曲鬢急病酒風　完骨偏風　風池風寒　肩井墮胎后手足厥逆　環跳側卧

伸下足屈上足取風痺　風市兩手平垂中指尽處一切風痺　陽陵泉膝下一寸外陷

中膝伸不能足五指痛

屈冷痺偏風**懸鍾**皆可治

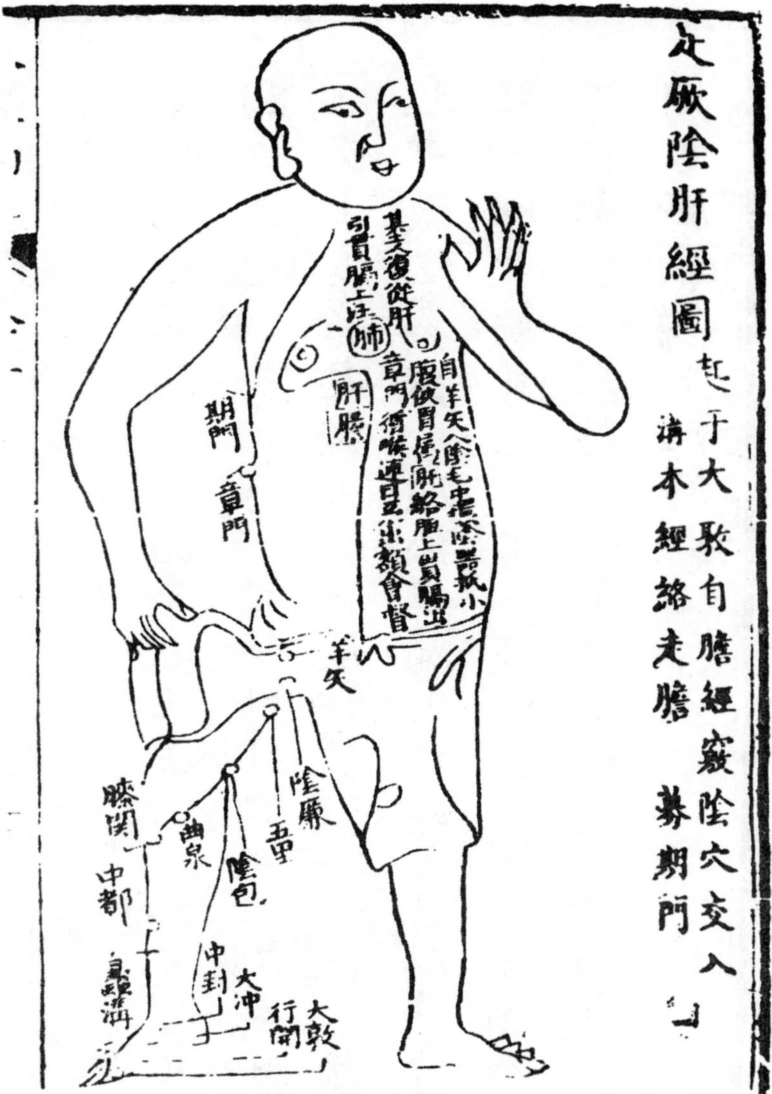
足厥陰肝經圖
起于大敦自膽經竅陰穴交入
循本經絡走膽 募期門
肺
肝
膽
期門
章門
羊矢
陰廉
五里
陰包
曲泉
膝關
中都
中封
大冲
行間
大敦

肝經說

足厥陰之脈起于大指聚毛之上(大敦)井(行間)滎循足跗上廉(太沖)俞去内踝一寸(中封)經上踝五寸(蠡溝)絡(中都)(膝關)交出太陰之後上膕内廉(曲泉)循股(陰包)(五里)(陰廉)入陰毛中環陰器抵小腹俠胃屬肝絡膽上貫膈布季脅(章門)脾募喉嚨之後上入頏顙連目系上出額與督脈會合于巔怒氣逆上頭眩痛其支者復從肝別貫膈(期門)募上注肺交肺

是動則病腰痛不可俯仰筋脈皆肝所主丈夫虛則關節不利

㿉疝小腹牽囊痛濕熱婦人小腹脹經閉甚則嗌乾循喉

面色脫蠲顯是主肝所生病者胸滿熱積肥氣嘔逆入

穨洞泄狐疝遺溺癃閉夾胃冷環陰臍下腹泄血

肝經綜要

大敦尸厥遺溺　行間四支逆冷　太冲馬刀傷喉嗌　生死病脉

蠡溝喉瘜　膝關風痒　曲泉血少捷瘕腹出　五里不溺

陰廉求嗣　章門五臟會　期門傷寒過經不汗預防要穴

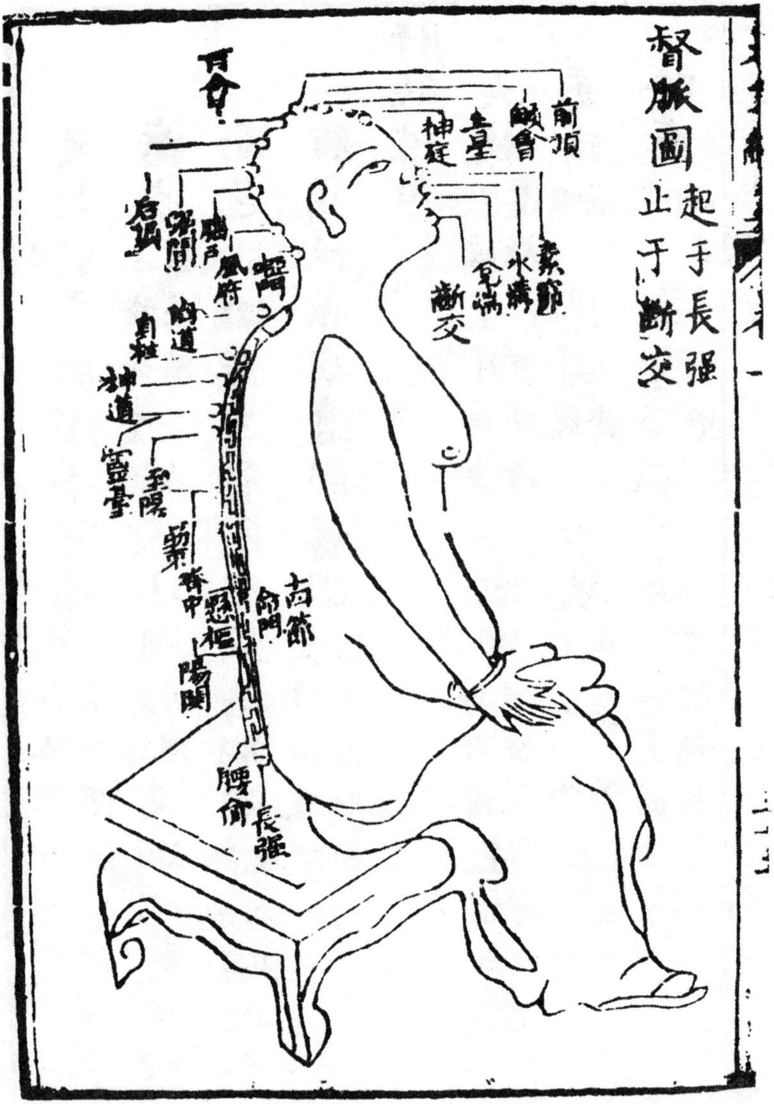
督脈圖
起于長强
止于齗交
百會
前頂
顖會
上星
神庭
素髎
水溝
兌端
齗交
後頂
强間
腦戶
風府
瘂門
陶道
身柱
神道
靈臺
至陽
筋縮
脊中
懸樞
命門
陽關
腰俞
長强

督脉綜要

長强 足少陰少陽所結趺坐取之　痔根本下血痔脫肛洞泄

懸樞 十三節前對天樞三焦氣病水穀不化　筋縮 九節肝主筋司伸縮狂癎

神道 五節心病　身柱 三節狂疾　陶道 一節足太陽之會頭重

大椎 一節骨中手足三陽督脉之會勞傷

百會 兩耳尖直上頂中旋毛中足太陽與督交會千巔頂百脉之會一名三陽五會久痢脫肛

上星 神庭 俱治目戴清涕　水溝 督脉所發手陽明之會面風

齗交 治鼻中瘜肉小兒面久生瘡癬此點烙佳

任脈圖要

起于會陰上止于廉泉與陰維會

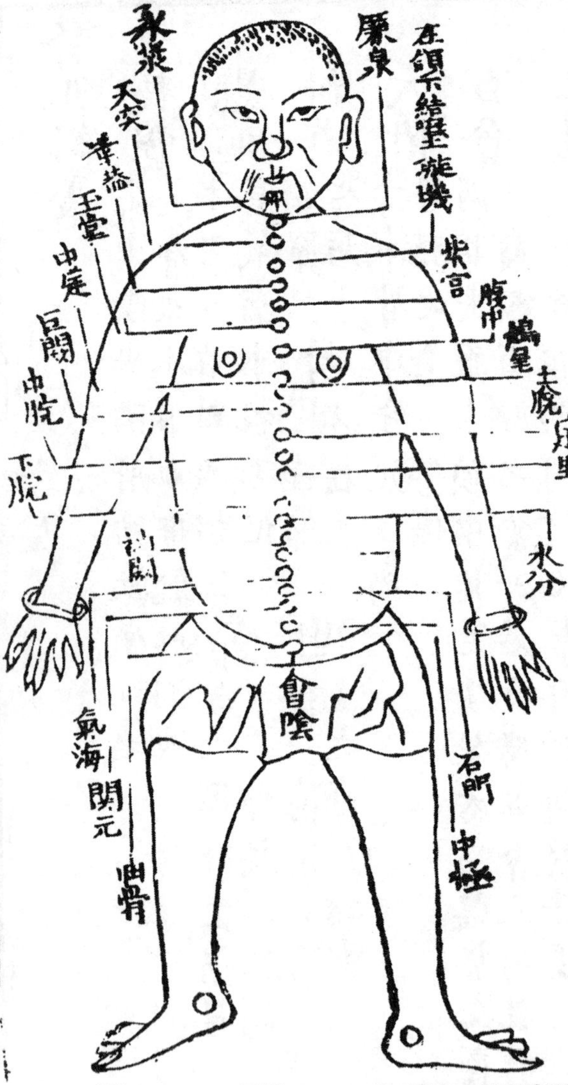

任脉綜要

自會陰至神闕多治男氣女血神闕奎巨闕多治腹中亶中以上治三焦氣病

關元 即丹田三陰任脉之會小腸募氣海百病以為寸一切虛憊心真氣不足

水分 水穀至此而分號曰闌門小腸下口

中脘 手太陽少陽足陽明所生任脉之會又胃募一名大倉傷寒以此為根本上亶中下氣海為天地人○脘莞庫也上主納中主變下主瀉

膻中 治肺膈

天突 治咽喉舌

廉泉 口舌

承漿 齒牙

肺經 上出缺盆循喉嚨復合大腸絡列缺盆

头經 別手肩髃入柱骨一大腸上循喉嚨出缺盆絡偏歷別循臂乘肩髃上曲頰偏齒別者

入耳

胃經上腹裏屬胃散脾通于心循咽出于口上還
繫目系絡豐隆別循外廉上絡頭項合諸經
之氣下
絡嗌

脾經土至髀合胃上結咽喉貫舌中絡公孫穴
絡大包上喉出于面合目內眥○絡通里入
心繫舌本
系日心經

小腸經別肩解走心繫
絡支正
注心別者上肘絡肩髃

膀胱經別入于胸其一道下尻別入下肛屬膀胱
散之膊循膂直者從膂上出于項復屬膀

胱絡飛揚
至膕中別支太陽而合至腎出屬帶脈直者

腎經系舌本復出項合膀胱絡火鍾別者士走手

心下貫膈脊

三包經 入胸出循喉出耳后合 少陽完之下絡內關

三焦經 別子嶺入缺盆散胸中絖 外關繫于心包絡心系

膽經 貫心俠咽散于面繫目 合少陽子外背絡光明

肝經 毛際合膝絡蠡 滿○別者結于莖

陽陰蹻經 申脈照海 絡 膽腎 督任 絡 長強屋翳 俱在下位交絡即

會陰

臟腑全圖

腎系七節而七節小心不過于腎

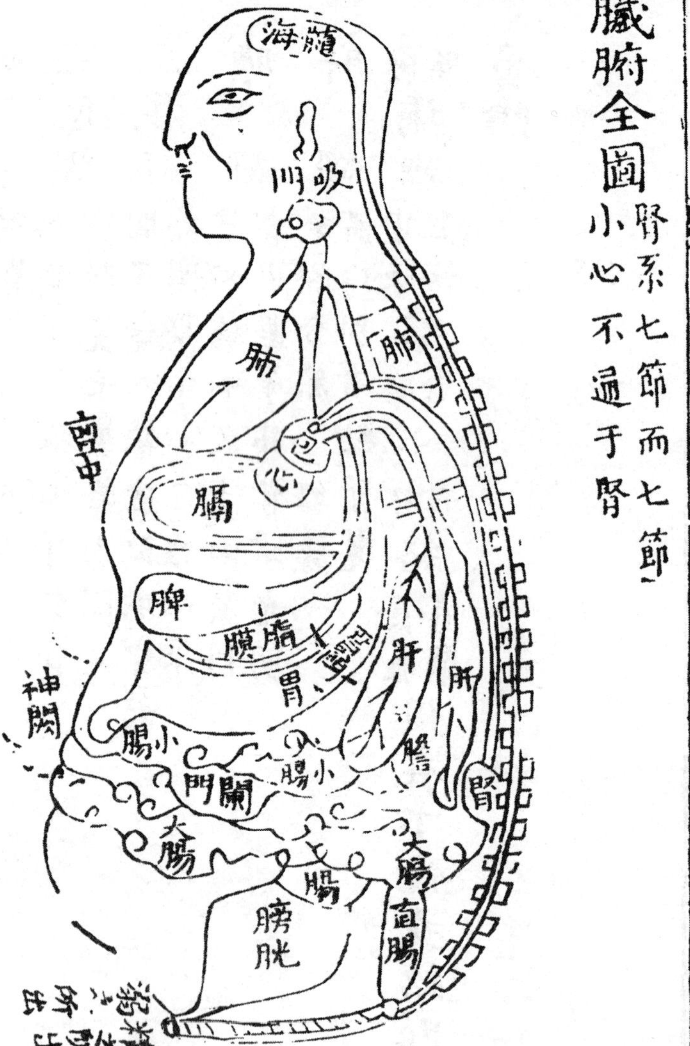

臟腑全圖說

肺

六葉兩耳　竅于鼻○主藏魄積氣之
穀悍○氣朝百脈輸精于皮毛○稟金為燥金絡
大腸

心

中七孔三毛精汁三合竅于舌主血藏神
髮稟心火之氣亦曰血餘為君火絡小腸

包絡

一名心主上通肺○下注
心系注于腎○肝胆脾
為相火
絡三焦

脾

上膈俠咽連舌本　竅于口○支從胃注心
骨髮血○溫五臟○主榮藏總管水穀之精氣○散
為濕土絡胃
左腎左命門主藏志系十四節男女命脈之門竅
于耳齒為腎標骨餘　鬢稟水為寒水絡膀胱左

三葉右四葉主藏魂神明之輔竅于目肩稟
木主筋爪甲為根之餘少復為交際為風水膽
絡田臍下右迴疊積十六曲會大腸曰廣腸即
在腸田臍上左迴疊積十二曲會小腸曰闌門
水穀所分津液滲入膀胱滓濊流入大腸右腎
命門主之元氣之始終腸分專屬
曲胳仲〇飲食入胃散精于脾滛氣下筋濁氣歸
于肺〇自鼻交入齒俠下口胸腹至氣氣海而合下
跗足而別入中指外間故或以井在中指上口滲
而入與腎為表裏於小腸為聯屬兩脉之短葉開
精汁三

三
節通五臟系肺
脘通水穀下胃

海
諸髓皆屬于腦下通尾
骶中腎主之系十四節

亶中氣會分布陰陽為王化之源

膈膜在心肺之下與脊脇腹週回相着如幕以遮濁氣

精注握心旋則動命門吸喉三焦精氣乃泄

陰陽背為陽陽中之陽心也腹為陰陰中之陰腎也腹為陰陰中之至陰脾也

背為陽陽中之陰肺也
腹為陰陰中之陽肝也

冬春之病多在陰
夏秋之病多在陽

奇經八脈陽陰維若寒熱心痛 陽陰蹻陰陽緩陽陰急 衝氣逆裏急 督脊强厥冷

任男七疝女瘕聚 帶腹滿腰脹溶溶若坐水中

經脉主治要穴訣 臓五言 腑七言 督任六言

總
肺大腸兮足胃脾 手心小腸膀胱次腎足
少陰手心包

三焦交膽肝經秘 前後督任是何經 總括陰陽非十二

肺經手太陰 雲門氣逆尋 尺澤痺要穴 不汗孔最鍼 列缺因[illegible]虛
實太淵目白心

大腸近接手陽明 合谷曲池熱病并 上則肩髃下三里
臂不能舉手

胃足頰車牙痛披地倉喎口手交支乳根胸滿腹脹
滿重感天樞一切宜氣寒會須疏水道氣冲少腹
搶心時骭邊犢鼻攻癱腫三里収功百病吹豐隆
止汗及浮腫逆厥內庭治四肢尸厥指端尋厲兌
胃乃陽明宗府司

脾 熱洩大都衝脉公孫求三
陰陰症取寒汗大橫収

心 起少陰中少海寒熱攻五
病悲驚恐神門及少冲

小腸 少澤起太陽截瘧惡寒三穴商指
攣偏枯求腕骨肘肢風寒少海裏

膀胱太陽起內眥傷寒大杼根綱紀入竅風門肺膈
肝脾胃三焦腎俞止腎流四窌多治陰勞傷深膏
肓理久瘵譩譆熱病除腰痛委陽合陽事脚氣筋
山皆可承寸步難移崑崙治金門癇痙膝髀痠至
陰胸痛小指痺
腎起少陰足喉痰問湧泉然谷通喉舌虛實大鍾看
照海多宜下復溜汗可乾屈伸求陰谷賁豚氣穴
安惡血石關散通谷出聲讙幽門胸引逆俞府得

加餐
心包厥陰手六臟信亦有主血起天池口乾曲澤取
間使及大陵寒熱商三部勞宮三日煩狂崇冲中
斜
三焦少陽四指以氣生津液門職手腕提物伏陽池
不汗支溝也一得風痺天井及心胸頸重耳鳴覓
顱息
膽足少陽童子窌頭痛胘卒谷除風池早護嬰孩失

肩井能扶産後虐京門夾少腹急環跳冷風溼痺
袪麻痛一切追風市陽陵泉亦痺門間懸鍾胃熱
五指痛竅陰喉舌也關渠
肝足大敦穴尸厥遺溺兼行間支逆冷太冲動脈覘
蠡溝除喉癒膝関風洋齿不溺或求嗣五里與陰
廉章門五臟會期門不汗詹
督長强痞痔根本懸樞水穀不分筋縮便能伸縮神
道抖擻精神癲狂身柱為主勞傷大椎宜君百會

中風又痢上星神庭目昏水溝面風危急癒內歐

交斷根

任三陰任脈之會關元元氣丹田氣海百病要穴水

分臍繞痛章三脘各司總治膻中肺氣悶煎天突

咳嗽奇穴口舌取之廉泉

灸法須知

補 元氣虛則補其母如腎水虛則補肺金艾炷行補法也

瀉 邪氣實則瀉其子如腎有邪則瀉肝木艾炷行瀉法也

疾熱則疾之疏其盛也 留寒則留之使暖氣復充也

陷陷則灸之邪氣未盡再拔之也

有先瀉後補先補後瀉 凡艾將盡即剔去以口氣吹之吹後除加以炷或無熱邪則不必吹剔後除加以炷炷將盡用指甲一壓此為先瀉後補就本穴而並之

先補後瀉則不然本經虛而邪氣未實則先灸補穴而後瀉穴取他經而除疏之又曰補火至肉瀉

火不至肉疾謂小炷而急去之又急加以炷兩則炷略大任其自燼隋謂炷一爆加炷不爆而后已

又汗下之法病在三陽陰則攻其表裏而發散平下之

又升降之法如諸陽之熱咽侯之痰先頭足部而暢越疏通之乃滋腎健脾以降火清金

又溫涼之溫涼即補瀉而回陽急于任脈疏道任乎三焦

又和解之法臟腑主于脾胃此正法也

有如肺腎乘心則益肝以刑火肺藉以暖清肺以安腎心得以寧

凡會募俞絡最為關竅如中脘為百病要穴此穴一灸吐悶立止是以灸一中脘而六腑已會況又胃募灸章門五臟已會況又脾募而背俞應于腑臟六絡治及兼經可以理悟

凡君臣之穴宜精佐使之穴宜擇切不可濫等手龜絡無忆乎畏而難之也是以相其部位察其機宜如臍下久冷疝瘕伏梁等症宜大灶回元氣也巨闕二部宜久灸令人少心力也頭前泄提法不輕灸令人失精神也背部要穴宜多灶除病也若四肢亦以去風邪為度多則恐細瘦無力

標本

氣標血本陽標陰本　病則先受為本傳變為標　凡病皆先治其本後治標雖有數病靡弗去矣○獨中滿吐嘔大小便不利則先治標后治本蓋標急而本可緩也治之之法如肝受心邪是

從前來者為實邪邪實則瀉其子然非直瀉其火
取肝經之為引道瀉心火為主治此治實邪之法
也

如肝受腎邪是從後來者為虛邪則補其母
取腎經為引道用補肝為主治此治虛邪之法也
凡病有宜補者以瀉之之適補之

宜瀉者以補之之道瀉之

在上者治下知然谷通喉舌之類
在下者治上如火痛取百會以升提之類

水宜

濕腫浮脹使利水道取長瀧引四胱○二便不
通膀下風濕取急流性速下○痰飲鬱滯欲吐
發升散取逆流性瀉速中氣不足取春兩水性發
主○下元不足取清最井兩水天一之氣補陰○
火熱陽症取○水能退熱傷寒陰症奔脈等逆
取缸貯水揚過千遍性柔順能和氣也脾胃虛弱
泄瀉不食取泡滾水上中停蓄不流不動能服脾
也陰不升陽不降關格諸症取陰陽水半河半井
能通氣也

食物

酸者束而收斂 苦者直行而泄 辛則橫行而散
鹹者工而軟堅 甘則升降浮沉和緩補能兼五行

春木 酸 肝 筋 酸
夏火 苦 心 血 苦
秋金作辛走肺主氣氣病人無多食辛
冬水 鹹 骨 鹹
季土甘甘走脾脾主肉由病人無多食甘

肝 散 辛 散 辛 酸
心 耎 鹹 耎 鹹 甘
肺欲收宜酸以收之以酸補之以辛泄之所以耐
腎 堅 苦 堅 苦 鹹
脾 緩 甘 緩 甘 苦

金 木 水 火 伏夏

肝急 甘緩 燥 肝

心緩 酸收 焦 心

肺苦氣上急苦以泄之 五臭腥氣入肺

腎燥 辛潤 腎

脾濕 鹹燥 脾

脉訣

三部寸關尺 凡脉先以中指揣摩掌后有小高骨準定關脉然後下前后二指

關前至魚際得周身一寸故名為寸々為陽

關后至尺澤得周身一尺故名為尺部為陰

計寸位六分 關位六分 尺位七分 終始一寸九分

關中分 關上三分入寸內得共九分 陽數九

關下三分入尺內得共一寸 陰數十也

人有長短，因疎寄。人有肥瘦，取以重輕。性有緩急，脉隨氣奔。又有反關脉在三部之后，或有過寸上魚際，名魚際脉。其人多慾，是以婦女非大病疾不輕診視。又有左大右小者，有貴人兩手清微而無脈者，有兩手俱洪大者。先調平自已氣息，天寒則袖手取暖，然后診視，男左女右為主。

九候

三部浮中沉

初輕按消息之（浮）次中按消息之（中）再重按消息之（沉）

推而（上下）消息之，關之（前后）。推而（內外）消息之，為（臟腑）。

然後自寸關尺逐部尋究。（一呼一吸要以四至為平，閒或太息則五至為平也）

小兒血氣旺又以六至爲準加生熱减則寒俱病脉矣凡十二經動脉循還一日一夜五十周朝于寸口朝手平且凡診平人之脉當以平旦至病厥又不以此拘也

臟腑

五臟　心　肝　脾　肺

臟藏也藏精氣而不泄滿而不實

六腑　膽　胃　大腸　小腸　膀胱　三焦

腑聚也傳化物而不藏實而不滿

	右	左
寸	大腸　肺　燥金	小腸　心　君火
關	胃　脾　濕土	膽　肝　風木
尺	三焦　命門　相火	膀胱　左腎　寒水

交經

一陰一陽脈起於中焦

飲食入口藏胃精微之化注于手太陰肺肺交手陽明大腸大腸交足陽明胃胃交足太陰脾脾交手太陽小腸小腸交足太陽膀胱　交足少陰

腎腎交手厥陰心包心包交手少陽三焦三焦交
足厥陰肝肝復注于肺

四時　春弦　夏鉤　秋毛　冬石　四季月遲緩

春正二木旺浮如魚遊在波雖出未全浮故弦而長
肝木

夏四五火炎　在膚　陽太盛　來有力　故浮
而散心火

四季土德　性厚重　來和緩而大　應脾土

秋七八月金清　下膚　性輕浮氣下降　故來浮濇而短肺金

冬十十二水冷　在骨　性下流陽伏藏故自沉濡軟

滑腎水

又各三月六部中春帶弦夏帶洪秋帶浮冬帶沈而兼和緩為有胃氣乃無病之脉也若只見弦鉤毛石而無和緩則是真臟之脉人不病而死矣

大抵脉者氣血之先也盛則衰盛衰則衰熱則數寒則遲旺則大微則小和則平

主應　浮主皮膚候表屬腑　中主肌肉候胃氣　沈主筋骨候裏屬藏

寸陽　上部　天　心　上　胸　上　顏

尺陰　下部　地　腎　下　臍　下　足

關陰陽之中法人為肝脾以應中焦主膈以下至臍之疾

六機　上來至為陽　上者自尺上寸陽生於陰也

下去止為陰　下者自寸下尺陰生於陽也

來者自骨肉之分出於皮膚之際氣之升也應曰至
去者自皮膚之際還於骨肉之分氣之降也息曰止

六要

浮沉乎法○屬陽芤洪散大長皆浮類在表為風為虛
屬陰濡弦伏石短皆沉類在裏為濕為實

遲數脉候○一息二三至凡緩結微皆遲類在臟為寒冷
一息六七至凡弱促皆數類在腑為熱燥

本脉

㊀心 浮生而散
㊀肺 浮濇而短
㊀肝 ㊀脾 腎 沉濡而滑

左寸小腸輕手得表
心重手得裏
心在肺下主血脉故心脉循血脉

行初俊至血脉而得為浮稍加力脉道粗大為大又稍加力脉道潤軟而散此乃浮大而散不病之脉也若出于血脉之上見于皮膚之間者為過浮入于血脉之下見於筋骨之分者為過沈也

左關（膽）（肝）

（輕）（重）手得表裏肝在膽下主筋故肝脈循筋而行初按至筋平脈道如箏弦者為弦稍加力脈道迢迢為長此弦長不病之脈也若出于筋上、見于皮膚血血脈之間皆浮入于筋下見于骨上者為沈

左尺 膀胱 左腎

輕手得表裏腎在肝下主骨故腎脈循骨而初按至骨上得之為沈又重按之脈道無力為濡舉指則來去流利者為滑此沈濡而滑不病之脈也若出于骨上見于筋脈之外者皆曰浮入而沉于骨謂之沈

右寸 肺 大腸

輕重手得表裏肺居最上主皮毛故肺脈循皮毛行初按至皮毛而得為浮稍加力脈道不利為濇又稍加力脈道稍大寸中上半者不動下半者指微動為短此浮濇而短不病之脈也若露于皮毛

之表為浮入于血筋之分曰沉

右關胃脾 輕重手得表裏 脾在心下主肌肉故脾脈循肌肉行初按至肌肉脈道如微風輕颺柳梢之狀為緩又稍加力脈道敦實為大此緩大不病之脈也若出于肌肉之上見于皮毛之間者為浮入于肌肉見于筋骨之分為沉

右尺 三焦屬表 命門屬裏 謂之相火 氣與腎通

順脈 男左女右 脈在關上下 故常盛弱 反者男女得女男脈為不足太過

是以男女不可久瀉吐 凡上部有無脈當吐不吐者死病雖重不死

內外 左右關前一分為人迎氣口 緊盛大於氣口人迎一倍為外感內傷

病在陽陰主四肢腹臟若人迎氣口俱緊盛為夾食傷寒內傷復外感

表裏 浮為風虛 沉為濕實 遲為寒冷 數為熱燥 風寒濕熱屬外 虛實冷燥內

大抵元氣之來脈和而緩邪氣之乘力強而峻又曰博則二

十四字不藍絲毫約則浮沈遲數總括綱紀

浮風輕舉始有餘
實熱三焦力自殊
洪熱如波大指滿
微寒細軟若珠絲
緩痺四至狀冷遲
浮細曰濇多汗冷
長為陽毒鬱三焦
促急陽拘極熱慓
代衰中止氣難續

芤血慈空兩岼居
弦勞氣血不舒狀
屬陽〔七表〕數浮書
沉逆鬱陽重手知
伏為關格着于骨
沉遲〔八裏〕屬陰維
短位病衰食不消
結積緩來時一止
細氣少兮線樣飄

痰滑如珠圓有力
緊痛邪風轉索切
濇短傷精輕刮竹
弱則元虛沉細推
散驚豁大不能固
動知脫血泥閉撲
牢氣此弦痛更實
陰陽〔九道〕合同條

三因內外因應氣口人迎

喜怒憂思悲恐驚　風寒暑濕燥火
乃七情六氣
不內不外因

喜則傷心脈必虛
怒氣傷肝脈便濡
悲多脈緊傷包絡
緊則傷寒腎不移
細緩傷濕要觀脾
人迎六氣須當記
勞神役慮定傷心
忽然緊脈必相侵
極疲筋力便傷肝
未可便將一例施
叫呼損氣因傷氣
生死吉凶都在是

思傷脾內結難舒
恐則脈沉腎裏見
氣口傷邪宜辨之
虛因傷暑向包推
浮則傷風肝部應
外感天時表散之
虛濇之中仔細尋
勞惟任意傷心絡
指下尋之脈弦索
纖則緩弦當別議
燥弱脈中宜默記

因憂傷肺由來濇
緣驚傷胆動相須
▲
濇緣傷燥須觀肺
弱為伏火察心知

勞役陰陽傷腎部
微濇之中宜揣度
飲食饑飽並傷脾
若然滑寔飽無疑
能通不外內中因

死脈
雀啄連來三五啄
屋漏半日一點落
彈石硬來尋即散
搭指散亂即解索
魚翔似有亦似無
蝦

分配藏府脈圖

遊靜山跳一躍
寄語醫仔細看六脈一見休下藥

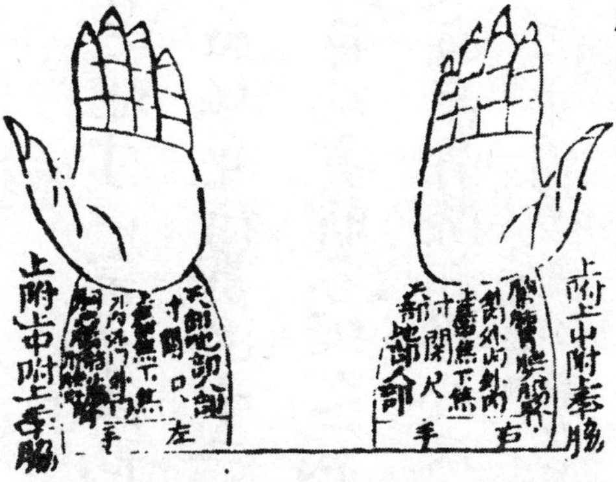

按素問脈要精微論曰尺內兩傍則季脅也尺外以候腎尺[illegible]以候腹中附上左外以候肝內以候[illegible]右外以候胃內以候脾上附上右外以候肺內以候胸中左外以候心內以候[illegible][illegible]

[illegible]所刊以[illegible]之義

脈訣

脈部位歌

脈為血脈百骸通大會之地寸口宗掌後高骨名關之前後寸

註脈者血之府也周身血脈運行貫通十二經中皆有動脈獨取寸口者蓋以其經每至寅時各經之氣皆上朝而大會於故曰寸口宗也掌後有高骨隆起界於尺脈寸脈之間名曰關部關前之位其名曰寸關後之位其名曰尺尺寸者謂從関上至魚際長一寸從関下至尺澤長一尺故名之也

脉分主歌

上焦候寸下焦尺中焦之候兩關包絡與心左寸應膽與肝家在左關膀胱小腸腎左尺胸中及肺在寸間胃與脾脈右關取大腸並腎右尺班

註兩寸之脈主候上焦胸中兩關之脈主候中焦膈中兩尺之脈主候下焦腹中左寸之脈浮候包絡沉以候心左關之脈浮以候膽沉以候肝左尺之脈浮候膀胱小腸沉以候腎右寸之脈浮候胸中沉以候肺右關之脈浮以候胃沉以候脾

右尺之脉浮候大腸沉亦候腎此遵内經分配三部診脉法也僞訣以大腸小腸配寸三焦命門配尺包絡竟置不問悉屬不經滑壽以左尺候小腸膀胱右尺候大腸子古隻眼也當從之

浮沉脉歌

浮沉從肉上下行皮浮屬肺血心經筋沉屬肝骨沉腎肌肉爲脾候在中

註脉從肉上行者謂之浮脉從肉下行者謂之沉然心肺俱浮

於皮毛取之而得者肺之浮也於血脈取之而得者心之浮也故曰皮浮屬肺血心經也肝腎俱沉以筋平取之而得者肝之沉也至骨取之而得者腎之沉也故曰筋沉屬肝骨沉腎也肌肉在浮沉之間屬脾其候在中故曰候在中也凡脈以部位而得名者皆統於浮沉故以浮沉為提綱以統濡弱芤伏牢革虛實微散諸脈也

濡弱芤伏牢革諸脈歌

浮沉無力曰濡弱中取無力芤脈看沉極筋骨為伏脈浮沉極

力革牢叅

註 浮而無力謂之濡脉沉而無力謂之弱脉浮沉有力中取無力狀如葱管謂之芤脉沉極推至筋骨按之而始得者謂之伏脉浮而極有力者謂之革脉沉而極有力者謂之牢脉

虛實微散諸脉歌

三部有力曰實脉三部無力虛脉稱三部無力而且小似有如無微脉名三部無力而且大渙漫不收散脉形

註 浮中沉三部俱有力謂之實脉浮中沉三部俱無力謂之虛

脉浮中沉三部無力按之且小似有似無謂之微脉浮中沉

三部無力按之且大渙漫不収謂之散脉

遲數緩疾結促代諸脉歌

三至為遲六至數四至為緩七至疾緩止為結數止促動止難

還代脉

註一呼一吸謂之一息一息三至謂之遲脉一息四至謂之緩

脉一息六至謂之數脉一息七至謂之疾脉緩脉動時一止

謂之結脉数脉動時一止謂之促脉結促之脉動而中止不

能自還謂之代脈凡脈以至數而得名者皆統於遲數故以遲數為提綱以統緩疾結促代五脈也

滑濇弦緊洪細大長短動諸脈歌

滑脈如珠溜不定濇脈滯澁往來艱弦脈端直細且勁緊比弦粗勁且彈來盛去衰洪脈是細則如絲大豁然長脈迢迢短縮縮如豆搖搖作動看

註 形狀如珠滑溜不定謂之滑脈往來滞澁進退維艱謂之濇脈狀如弓弦細而端直按之且勁謂之弦脈較弦則粗按之

動左右彈者謂之緊脉上來應指而盛下去減力而衰謂之洪脉脉形軟直如絲者謂之細脉脉形粗大豁然者謂之大脉來去迢迢而長謂之長脉來去縮縮而短謂之短脉其形如豆約約動搖不移者謂之動脉凡脉以形狀而得名者皆統於滑濇故以滑濇為提綱以統弦緊洪細大長短動入脉也

癰見疽脉疽見癰脉歌

癰脉脉宜洪大數若逢牢短化膿難疽脉最宜沉與弱浮大且

散命歸泉

註癰乃陽毒應見陽脈若洪大而數則毒易潰若見牢短之脈則為陰凝氣少故曰化膿難也疽乃陰毒脈應見沉與弱是為順脈若見浮大而散則為陽脫氣敗故曰命歸泉也

癰疽伏脈歌

癰疽伏脈理當明毒閉於經六脈停審證無凶宜穿發氣通脈道自然行

註癰疽二證有見伏脈者皆由於毒氣閉塞經絡營衛壅滯之

故以致六脉俱止沉伏不見也若審其證無凶象非死脉也治之惟宜穿通經絡宣發營衛使氣得通而脉道自然行矣

腫瘍潰瘍浮脉歌

腫瘍浮脉恐多虛或有風寒在表居潰後脉浮氣外瀉頻加補劑始相宜

註腫瘍脉浮者非氣血不足而為風寒在表須詳證施治潰瘍脉浮者乃氣從外瀉須補劑調養始為合法

腫瘍潰瘍沉遲脉歌

腫瘍沉脈多毒閉潰後多毒在內存無力須詳毒內陷遲寒數熱更當分

註腫瘍不當脈沉而脈沉者乃毒閉使然也潰後而沉者是毒尚存於內也若沉而無力恐內虛毒陷當詳審之沉而遲則為兼寒沉而數則為兼熱更當分別

腫瘍潰瘍數脈歌

腫瘍數脈宜熱毒數且兼洪欲作膿潰後洪大為病進膿出洪數治無功

註腫瘍脈數作膿兼洪皆正應之脈也若潰後洪大膿出數洪者皆為邪盛正虚病脈相反其病日進治亦無功

腫瘍潰瘍滑脈歌

腫瘍滑脈尚為順初起有痰治痰宜潰後痰多恐氣乏喘生毒陷死之機

註滑主流通腫瘍初起脈滑無痰尚為順脈若有痰則當以治痰為急恐潰後痰多氣乏之必致喘生毒陷而死也

腫瘍潰瘍濇脈歌

腫瘍濇脉屬毒滯有力為實無力虛潰後脉濇為傷血急補氣血莫遲疑

註 濇主滯澁腫瘍初起脉濇者乃氣血為毒滯之徵若按之有力毒滯為實按之無力正損為虛不可不辨若潰後脉濇為傷血不足之象急當大補氣血莫遲疑也

腫瘍潰瘍虛實脉

腫瘍脉虛宜內托潰後內虛大補寧腫瘍脉實宜消散潰後脉實毒未清

註腫瘍未潰脉虛者不須攻毒惟宜内托已潰脉應虛者急當以大補收功如腫瘍未潰脉實者當消毒敗毒已潰脉實者乃毒氣猶未清也

腫瘍潰瘍長脉歌

腫瘍長脉為有餘消散之方任所施潰後得之為氣治條然和暢不須醫

註腫瘍見脉長者乃氣血有餘消散之方任意施治潰後脉長者乃氣之暢也故曰氣治不待醫藥自能愈也

腫瘍潰瘍短脉歌

腫瘍短脉元氣虚大加補劑始相宜潰後脉短為虚甚補之仍短決死期

註 腫瘍脉短者元氣虚也非大加補益之劑不可潰後脉短者虚之甚也若補之而脉仍短者則為敗證其死必矣

腫瘍潰瘍洪脉歌

腫瘍洪脉陽熱盛宣熱攻毒必有功潰後洪脉毒留内治之不退自然凶

註

腫瘍未潰脉洪者熱盛也宜熱攻毒之法可施若潰後脉洪者邪盛也服藥而脉洪不退者為正虛邪盛其凶不免

腫瘍潰瘍微脉歌

腫瘍微脉為虛候内托受補始能痊潰後見此雖為順微細無神作逆觀

註

腫瘍脉微者乃虛候也當以内托補劑為主受補者方能痊可若潰後脉微雖為順候設按之微細無神則根本已虧亦當作逆證觀也

腫瘍潰瘍動緊脉歌

腫瘍將發脉動緊乃因毒氣外搏經潰後見之毒內搏此為殘賊證不輕

註 腫瘍見動脉緊脉者乃毒氣外搏於經之象也若潰後見動緊之脉則為毒氣內搏於臟腑之象蓋動緊乃殘賊之脉潰後不宜見之故曰證不輕也

腫瘍潰瘍緩脉歌

腫瘍脉緩何須藥和緩從容最吉祥潰後見之為胃好便和飲

食自然康

註 腫瘍脈緩乃氣血和平不待服藥自然安愈之吉兆也潰後見之則為胃和飲食自甘二便自調其證自然康寧也

腫瘍潰瘍芤弦脈歌

腫瘍芤脈血原虛潰後見芤理所宜腫瘍弦脈邪作痛潰後而弦邪病脾

註 腫瘍未潰脈芤者其血必素虛也潰後見芤乃去血之後亦理之所宜也腫瘍脈弦者乃毒攻作痛之象蓋弦主痛

也若潰後脉弦者則為肝邪侮脾益弦乃肝脉也

腫瘍潰瘍牢脉歌

腫瘍牢脉為邪固未作膿時脉見牢已潰見牢邪難已結核瘰癧不能消

註腫瘍脉牢未作膿時見之主毒邪牢固難消潰後見之邪亦難已若一切結核瘰癧見此牢脉皆主牢固不能消之候也

腫瘍潰瘍濡弱脉歌

腫瘍濡弱脈不足扶虛托裏始能痊潰後雖為脈病應但無虛候始得安

註腫瘍脈見濡弱不足者必用扶元托裏之劑始能痊也潰後脈見濡弱雖為脈病相應但無虛證始得安全若精神疲憊飲食不思亦危也

腫瘍潰瘍散脈歌

腫瘍散脈最可愁毒盛氣散不能收潰後見斯亦為逆急投補固或無憂

註

腫瘍最忌散脉蓋散脉為毒盛氣散不能收功之診潰後見之亦主逆也急投補虛收固之劑或有生者

腫瘍潰瘍大細脉歌

腫瘍脉大為順候潰後脉大不相宜腫瘍潰後脉細小總生癰疽氣血虛

註

腫瘍脉大為正實毒必易出為順候也潰後脉大為病進其毒難化為不宜也腫瘍潰瘍脉見細小者總屬氣血兩虛惟宜大補為主

腫瘍潰瘍促脈歌

促脈無分腫潰瘍總為陽結不宜常漸退毒散猶可愈常進不退必然亡

註

腫瘍潰瘍脈見促者皆為陽結但宜暫而不宜常也如促脈漸漸而退則毒亦漸漸而散猶或可愈若常進不退其亡必矣

腫瘍潰瘍結代脈歌

腫瘍結脈為陰結急宜溫解始能康潰後見結陰虛歟如代之

歇定然亡

註 腫瘍脈結者乃陰結也急用溫散解毒之劑始可獲效若潰後見結脈則為陰虛之歇止尚不主死若如代脈之歇動而中止不能自還則為真臟之脈見定主亡也

灸艾編翼下 目録

大人科

痰厥　中火　瘟疫　失血　痢疾

泄瀉　脱肛　痔漏　懸癰　閉結

關格　遺溺　遺精　淋閉　霍亂

青筋　嘔吐　翻胃　膈食　鼓脹

痞滿　水腫　積聚　痰飲　消渴

内傷　頭面　鼻　牙齒　口舌

咳嗽　哮喘　欬逆　心痛　腹痛

腰痛　脇痛　諸痛　脚氣　痿躄

癩疝　腎氣　偏墜

幼科

相貌　諸部　五位　總領　摘指

三關　閗部　問部　切部　急驚

慢驚　慢脾　癇症　諸熱　疳症

初生　三朝　夜啼　重舌　患眼

腎縮　爪棚瘡、麻疹

婦科

治症綜要

中風卒昏、牙緊、乃風痰○左右不遂、癱瘓乃血氣虛、脈宜浮遲忌急疾太數、

中腑着四肢、能言○身溫得汗自愈、中臟滯九竅、不省昏青身冷者危、

若上部昏迷、則先神庭、百會、中脘而下、痰涎上壅、則先湧泉、然谷、氣海而上、反此者誤人○

神庭鼻直上入髮際五分、精神之府、百會兩耳尖直上、合頂旋手中、二穴、擇用或連用、

湧泉屈脚踡掌宛宛、中下痰滯、然谷足內燥下核骨陷中、○利咽喉、二穴連用○

次中脘臍上四寸、百病要穴、膻中平乳、氣海臍下寸半、通谷上脘開寸、出聲有濟、

癱瘓搐搦　合谷手虎口岐骨中、曲池曲肘面岐骨中、太冲足大指次指岐骨上寸半、陽陵泉膝外

口眼喎斜　地倉口角開四分、喎左取右喎右取左、頰車耳垂下八分

不醒人事　中冲手中指內表合掌兩指夾灸三壯、或加間使掌后三寸

再不醒加　大敦足大指尖毛近甲處、或加三陰交內踝正上三寸、危急加人中唇上溝中

灸後即以薑湯灌之或牛黃丸加竹瀝薑汁各三茶匙服、至手背部乃應火、待其暑醒定方可灸、切不可翻動、防痰壅魄散不治、有審識干不同、鏡

以所中之經瘳之、如中肺經、則灸肺俞云云餘可類推、

五臟中脾色黃厥病身熱而痓則支戰昏困

臟	色	病	症
肝	青	惡寒	掉眩筋縮
心	赤	怕驚	昏焦瘈裂
肺	白	惡風	氣短時欬
腎	黑	身冷	隱幽不利

六臟膀胱偏風不仁包焦神昏氣濁

胃熱中寒中　大腸口乾

膽諸暴强直　小腸嗌痛

再補達臍切痛天樞平臍位乳痛心期門乳下二肋各開寸半風瘰天井肘尖后骨罅中

偏風列缺食指又取肩髃肩外偶擧臂取風勞絕骨外踝上三寸半

不仁環跳髖子骨宛中癱瘓要穴麻痛風市平肩垂手中指盡處退火補虛足三里

（藥）松葉酒治中風後口眼喎斜諸方不效青松葉一觔細剉木石臼搗令汁出生絹袋盛以清酒一斗浸二宿一宿初半升漸至一升取頭面出汗為度

桃葉蒸治中風後項强不能回顧掘黄地作坑燒令通赤以水洒之即用桃葉鋪其下令患人臥之多著桃葉在項下蒸令汗出即瘥

深吐散 治中風後，腹中切痛。食塩半觔熬令水盡，著口中，以熱湯吞下，得吐痰即好。如不吐，以鵝鴨毛探吐。

柳白皮 治風毒腫，氣急作痛。柳白皮一觔，細剉，煮令熱，布裹熨腫處。

豆豉飲 治中緩風，四肢不收。豉三升，水九升，煮至三升，分三服，日二服。酒飲亦可。

愈風湯 治半身不遂，手足欠利，語言費力，呵欠噴嚏，口眼喎斜，寬弛，頭目眩暈，痰火熾盛，筋骨時痛，頭痛心悸。

川芎一錢一分　當歸一錢二分　生地黄八分，姜汁炒　熟地黄八分，姜汁炒　紅花四分，酒炒　牛膝八分，酒炒

半夏一錢姜製 甘草四分炙 橘紅一分青鹽水洗 姜活六分 防風六分 天麻一錢 南星一錢

白术一錢五分 白茯一錢 桂枝六分冬月七分 黄芩八分酒洗 酸棗八分炒 白芍藥一錢酒炒

黄柏三分酒炒

右一劑水二盅煎一盅臨入薑汁竹瀝各二茶匙清晨溫服 此藥活血消痰疏風順氣衰利關節屢用見效冬月減黄芩三分加炮川烏二分杜亦減半風病減川烏桂姜活風病要藥若寒冬遇有感冒加至一錢

附 癘風 癜風 歷節風

琥珀膏 治惡風痰 好松脂以水盛釜內飢安水傍白茅藉

甑底两層黄沙盋茅上寸許方布松脂於上以桑柴火緊炊湯減旋添脂盡方出新瓮篘掠投冷水浣釜者勿用候凝結復蒸如前三次色白如玉研和白茯苓栢子仁甘菊共劑單服亦可酒吞百日瘥久服養生

大風身痒　蛇床子煎湯浴洗

桑柴灰癘風惡疾鼻梁崩塌遍身潰爛桑柴灰一斗熱湯淋汁洗頭面次以大豆水磨取漿汁解灰味次用熟水入

菉豆灌之一日一洗頭面三日一浴身膚另取
側柏葉蒸曝乾白膠香各等分為末滴水為丸不
拘時溫水送下五七粒日三服

蜂房散治白癜風露蜂房一個將生鹽築滿諸孔火燒存
性去鹽另取膽礬天花粉蟬退各等分俱為細末
調勻用紙包三分取活鯽魚一對同酒煮熟無風
處細嚼連刺飲酒後痒自上而下趕入四肢

赤白汗斑山薑一味下些人言末擦白茄子亦效

歷節風　虎頭骨一具酥炙黄搥碎絹袋盛之以酒二斗浸五宿隨量暖飲之　一方松節煮酒服亦效也

硫黄酒（諸風疼痛 肢骵癮疹）明硫黄三錢研末入醇酒再研澄清空心飲清酒渣又研清酒飲連日服惡虫便下

鶴膝風　紫荆皮以老酒煎候温常服

毒骨痏　白毛黑肉鶴一隻川烏三錢　草烏三錢煲酒服

脚筋反　白毛烏肉鶴一隻薑汁麻油各

一盞煖酒服奚承山藥酒風癱不能舉步當歸 茯苓 川芎 生地 牛膝 防風 人參 王芪 升麻 苡仁 甘草 虎骨 五加皮 桂枝 杜仲 蒼术 羌活 獨活 麻黃 續斷 寄生 川烏 草烏 木香 芍藥 烏藥 槐花 枝子 大風藤 何首烏 右剉碎酒浸一夜又用好燒酒半鋰連藥貯大黃罐封密用水安鑊中覆以大盞熬三炷香候水氣息下取起埋土中或沙藏三日去火

毒 每日三次多寡隨量空心服五日見效如有濕氣加乾薑麥冬南藤金銀花陳皮荊芥威靈仙桑白皮梧桐枳蘇葉黑豆同入煎藥

癲狂

癲狂者閉目開目心肝熱多喜怒為心血不足痰盛脈宜大滑虛忌沈小急以安神養血降痰降火治之 凡狂妄太甚縛手足大拇指半甲肉際合灸七壯

(總)

中冲縛兩手中指內表合灸三大壯 神門手小指內側掌后兌端骨 少海神門直上肘內尖紋尽处 後谿小指外側握拳尖紋 上脘臍上五寸 太乙臍上二寸各開三寸 身柱三節骨隔中

心俞五節開寸半炷宜小　其或食勞傷脾濕氣腎勞食冷傷肺怒傷肺　本俞取之

大鍾內踝后一寸下一寸　解谿足面凹正中　光明足外踝丁上五寸　曲泉曲膝內橫紋尖

邪祟　百會兩耳尖上合旋毛中灸　以豬河渇開璩珀丸服　再以珠砂末蒸豬心服

加

藥

治風癲　鯉魚一尾製淨切成片以明礬為末醃二日煎食

癲狂不識人　水調伏龍肝服方寸寸

安神丸男婦五種癲癇無問遠近發作　龍腦　麝香各三分　珠砂　牙硝各三分

牛黄五分 人參 犀角各一錢 茯苓三錢 地骨皮 甘草

麥冬各二錢 右細末煉蜜為丸彈子大金箔為衣每服一丸薄湯下

風癇 問發之義其身體柔異于痓之挺硬終日不醒為痓稍時復醒為癇大人神虛氣脫治在開元巨闕小兒責之脾胃故亦分多分少治之凡病皆然也

治法 清痰平肝為主 脈宜浮長 忌沉細

腎 吐沫 巨闕 參膀胱 又五癇吐沫參 神門 心俞

胃 乱扯 神門 鬼眼 少海

肺 直視 巨闕 大椎 風 辛谷

五癇 脾狀 吐舌 主穴 尺澤 九節 又食癇 中庭

心 反張 僕參 百會 驚 人中

先以症主穴擇定方灸入總穴治之

（總）神庭前入髮際五分　大椎一節　神道五節　肝俞九節開寸半　上脘臍上五寸代巳闕

氣海臍下寸半　列缺食指叉取　天井肘尖後骨陷中　商丘足內踝下微前陷中

僕參外踝后跗赤白肉際　陽交外踝上七寸

（藥）茯苓去皮　南星姜製　枳實夫麥炒　陳皮　桔梗　梔子　瓜蔞仁　半夏　黃芩各一錢　甘草二分　辰砂末五分　木香五分磨與辰砂末俱候用

右藥姜三片水二盅臨服入竹瀝姜汁各三茶匙磨木香入辰砂末服

又方牡丹皮一錢半 犀角 茯神 當歸各一錢 胆星 羌活各五分 水煎如前法溫好后灸百會一壯膏肓七壯足三里三壯

附喜笑不休 一婦人得食鹽二兩成塊燒通紅待冷此疾半載研細以河水一大碗同煎至三五沸放溫分三次食之以釵探喉中吐去熱痰五升次服黃連解毒湯而愈

健忘 吉祥草為末調酒服方寸匕 書房栽植使人強記

聰明湯 白茯神 遠志肉甘草水煮去骨 石菖蒲去毛寸生九節者佳 右各三兩製后為細末每劑三五錢煎湯空心服一日不拘數次作茶飲久服聰明

驚悸

溫膽湯 治膽怯怔忡忽驚　半夏製姜　竹茹　枳實各二錢

生薑四錢　陳皮三錢　甘草一錢　水二盅煎八分食遠溫服

虛煩 大病後不得睡

酸棗仁　榆白皮　煎汁溫服

不寐

酸棗仁微炒　人參去芦　茯苓去皮　各戥分　每一錢水一盅七分冷服

痙

痓 太陽膀胱經先中風又感寒濕多由發汗過多其身熱面赤足冷似傷寒但頭搖項强反張目赤身直口噤

目開無汗為剛痙支冷脈細為陰痙脈宜遲細

日閉有汗為柔痙牽扯戰摧為風痙脈宜仝上忌伏絃

㊀治

項強大杼一節平肩列缺食指人取京骨足小指本節后外側大骨下大迎地倉

下一寸曲澤肘內橫紋中㊀懸肝俞九節開寸半脾俞十一節開寸半膀

胱俞十九節開寸半三穴擇用㊀寒譩譆六節開各三寸京門胆經監骨

腰中夾脊季肋端長強尾骶骨下陷中㊀井寒熱中膂俞二十節開寸半

張口擡頭金門外踝下微前陷中㊀反折飛陽外踝正七寸

㊀晝發申脈外踝下地赤白肉際㊀夜發照海內踝下地赤白肉際㊀藥用參養榮湯

若發熱喘嗽生痰則用瓜蔞枳實湯

厥病　凡氣之多與少與逆皆曰厥寒熱厥者恃質輕用數醉入房故陽衰而陰勝陽乱而自勝

三陽手足熱，太陽脾尚溫，至少陰腎則邪深而四肢逆不溫，至厥陰肝則厥冷甚。水不足求腎，火不足求心。

屍厥　人中唇上溝中　百會頂旋毛中　膻中乳對正中　關元臍下三寸　合谷手虎口岐骨陷中　液門手小指次指本節前陷中　章門摺兩肘尖按季肋端　大敦足大指近甲處　厲兌次指近甲　金門外踝下前陷　諸陽之熱　後頂百會后一寸

藥

厥逆　膏肓四節開三寸○病深多灸

奄然死去不省人，腹中氣走如雷鳴，先灸百會、關元二穴，用生姜自然汁半盞和酒一盞煎百沸灌。

附手顫　用浮萍搗取自然汁和酒空心服　灸天井陽谿

傷寒本病惡寒無汗　有汗惡風爲傷

手足温冷爲陽陰手心背熱邪在内外手足胃土之寒則表寒熱則表熱

太陽陰陽俱紧頭痛鼻寒　本病宜汗　風池　風門　腎俞

陽明尺寸俱長汗多煩渴　胃實宜下　不容　解谿

少陽尺寸俱絃熱留煩悶　悶宜和解　絶骨　陽陵泉　京門

太陰沉細傳者腹滿嗌乾痛滿中者腹滿吐痢　主穴　太白　三陰交

少陰　微緩秘澁　傳者口燥舌乾　中者脈沈足冷　大鍾　復溜

厥陰　沈濇脉冷　傳者煩滿舌乾　中者唇青囊縮　急蒸臍　回元

陽症　身熱頭痛鼻塞或胸乾胸煩渴脊不得眠或耵聹痛小便赤大便黄或譫語耳聾

凡頭痛入臟者不治

陰症　身微熱而無頭痛吐痢支冷不渴洩痢清白倦怠惡寒戰慄甚至胸腸痛唇青面如刀刮○凡手足寒過膝乃臟寒真陰症也速溫補下元

陽症總治

合谷　手虎口岐骨中　内關　掌后二寸　曲池　曲肘面骨陷中　神庭　鼻直上入髮際五分

風池　耳珠後入髮際一寸　中脘　傷寒此為根底　期門　過經不汗預防要穴○乳下二

肘開寸半

氣海臍下寸半 風門二節門一寸半 膀胱俞十九節開 行間足大指次指岐

骨際中 絶骨外踝上三寸 風門二節間寸半 陽陵泉膝下外廉陷中

右口渴不止加曲澤○嘔不止加上脘○汗出

不止加復溜○失音加通谷○重感加天樞○潮

胃加譩譆

陰症總治 中脘臍上四寸 關元臍下三寸急補 肓俞臍開寸半切痛要穴 列缺食指

又取 間使掌后四寸 尺澤肘夫上紋尖 肺俞三節開寸半 腎俞十四節開

寸半對臍 曲泉膝内紋尖 太冲足大指次指岐骨后寸半 三陰交内踝正上二寸

若囊縮加水道或歸來○房勞冷飲腹痛先蒸臍

下利水谷不化加長強熱病汗不出加孔最風池

身冷加大都○身熱惡寒加後谿○大熱譫語加大陵大杜○傷寒結胸將危速炙公孫灌牛黃丸

樂

偶感表汗姜半兩陳皮半个葱頭五個豆豉十粒研開砂糖五錢水碗半煮一碗熱服蓋被取汗又神仙粥連鬚葱十莖大米一盅醋半盅清水二碗同煮米熟為又孔最復溜穴用瀉火即表汗

止

汗止渴豐隆復溜用補火即止汗度曲澤即止渴老芥菜乾煎湯止渴白糯米或雪梨煲水亦可

傷寒發狂芥菜子半盅炒爆聲就鍋研碎即下水一盅半煎一盅熱服　汗出不止三四日胸中悶如豉鹽各一合煎水服　探吐愈

陰

症因房色陳皮一兩炒焦以酒烹下癮酒飲　凡傷寒后忌飲酒及雞雖病愈要戒四十日

瀉

底用大蟹于殼上開小孔取白礬四分入內炊熟食傷后瘥后未百日房勞致手足拘攣速要汗之濇四日難治　乾姜末四兩湯調頓服被蓋出汗解

傷寒瘥后交接復發眼不開不語及熱病后早起或多食后發 梔子叁十枚水三升煎一升服

傷寒后毒氣攻手足及身躰虛腫 豆豉五合微炒以酒一升半同煎五七沸任性熱服

三陽三陰次第症治歌

無汗惡寒太陽起頭痛項强腰背痺鼻乾目痛渴陽明胃實宜大柴胡理少陽和解小柴胡寒熱往來肝膽治桂枝大黃解太陰腹滿咽乾或自利少陰時用散五苓關濕能通小便秘厥陰囊縮腹陰寒附子乾姜或有濟最怕寒邪直中陰急蒸臍腹回元氣

（附）傷風　紫蘇葉　核桃仁五個打碎　姜三片
葱白三個　水二盅煎一盅熱服微汗愈　有用
細茶去紫蘇　夏暑不用葱　但初覺服效

（中寒）寒邪直中三陰　中脾中脘痛手足冷小腹急囊縮　中腎臍腹痛手足冷中肝痛陰
囊即煩渴不可服冷藥與傷寒陰症參○法當
無汗有汗危

（治）先中脘　臍上四寸　最急先　關元　臍下三寸三五壯　切痛　肓俞　臍開寸半
陰縮　然谷　內踝下微前陷中　扺出　水泉　內踝后跡赤白肉際　陰痛　腎俞　對臍開一寸半

次

列缺食指又取曲澤手股內橫紋中章門。搯手兩肘按季肋端期門乳下二肋

關寸手曲泉膝內橫紋尖三陰交內踝上三寸三里退火補虛

少間或蒸臍回陽固本重灸加天樞平臍傍乳餘熱不盡曲池手肘

面搯岐骨膽中腹痛氣冲胃經動脈宛中

（藥）急用活雄雞一隻以刀破腹乘熱合臍及小腹○或取食鹽一觔炒乾用布二層盛炒鹽乘熱熨臍腹冷即易○又用胡椒研末以滾水酒炮服外用葱鹽炒熱熨之

（附）惡寒一人好飲酒而惡寒戰慄乃濕熱內鬱用黃芪二兩乾葛一兩煎飲大汗而愈也

中濕風濕相搏而火熱生土濕夏天臥涼濕而浸入肌膚骨節或恣食瓜

果而濕浸五臟○當從脚氣部若痺痛腫脹又以類參治

治

溫痺 腸俞 六節開寸半

肢腫 豊隆 外踝上八寸

冷痺 環跳 硯子骨宛宛中屈上足取

水腫 三里 膝下外廉三寸

肩痺 曲垣 肩中曲胛陷中

膚不可近衣 屋翳 乳上一肋

脛腫內脫 足下廉 外踝上四寸開一寸近骭

腰重 腎俞 十四節開

(藥)

陳皮八分 白朮 半夏 茯苓各一錢 酒芩八分 羗活八分 甘草四分 蒼朮一錢半

右羗三片水煎熱服○加減濕在上倍蒼朮濕在下加升麻八分○內濕加猪苓澤瀉各一錢桂少許中焦濕與痛有實熱者加黃連木通各一錢把白人因濕沈困怠惰是氣虛加人參黃芪各一錢

倍白术黑瘦人沈困怠惰是濕熱加术酒芩白
芍藥各一錢○治風濕用樺木皮屑煎水浸洗效

中暑 夏傷於暑陽氣衛外而為固熱則氣泄故暑邪
干衛身熱自汗○利小腸益元氣為主食冷
水即死

傷寒暑俱有發熱當辨寒傷形則外惡寒脈浮緊暑傷氣則不惡寒脈多虛
靜而得之為陰症房室冷物所遏使周身陽氣不
得伸越其症頭痛惡寒支痛腹痛吐瀉無汗
動而得之為陽症勞人熱傷元氣○其症頭痛發
燥惡熱引飲急燥大汗行路暴傷

治中脘 章門 氣海 大杼一節開 命門十四中 上星前入髮際一寸 曲差神庭開寸半 大陵掌后一寸 尺澤肘内横紋尖上 大白足大指内側核骨贏

復溜（内踝上二寸開后一寸）曲泉（屈膝内横紋尖）

比中暑先着于心一時昏迷先以熱湯或以童便灌及用布蘸熱湯熨臍腹續續令暖氣透内俟甦醒乃進藥若途中卒倒急扶陰凉處掬路上熱土作窩于臍中令人尿其中及灌口或攪黄泥水澄或中輪土五錢冷水調澄清服

熱症即傷寒胃熱（先夏至日為溫後夏至日為暑）當與汗治兼交經

肝　小便黄小腹痛熱争則狂言驚不卧　左頰

心　不數日熱争則心痛悶頭痛初不汗后大汗頰口

脾　先頭重頰痛煩心欲嘔争熱則腰痛腹滿泄　鼻赤

肺　厥起毫毛惡風寒舌黄熱争則喘頭痛　右頰

腎　腰痛骱痠熱争則項强痛足下熱不欲言　頤

汗出而脈燥為陰陽交者危　自仍熱者風也　六經傳而氣逆者危（逆頭痛也）

治

身熱頭痛 昀笔 腦空 夾玉枕骨下陷中 玄釐 曲周顳顬下廉 大杼

命門 對臍 腎俞 命門開上二六擇用 諸陽之熱 後頂 心煩渴 太白

足大指內側本節後 陽谿 合谷后折腕面兩筋陷中 少冲 小指端側 通里 腕后一寸

侑大陵 熱踹 三間 食指本節后 上脘 廉泉 頷下結喉上一

熱而痛 曲泉 汗不出 上星 玄顱 玄釐前一寸 孔最 腕上七寸 前

谷 手小指外本節前 腕骨 溫病不汗 風池 身熱汗出足冷 大都 足大指內

側本節后陷中 惡寒 後谿 小指側本節后 手足煩熱 竅陰 足四指外側端 章

門 神門 掌后兊端骨 大陵 湧泉

十二

（藥）發熱口乾小便澁用甘柘搗飲去皮嚼亦可
心經留熱煩燥用梨汁頻服之一瓏即止

瘧症先寒熱爲風濕間日作寒客六腑脈多弦○虛微無力為久病

午前後起屬陽陰在氣血發早遲治易難無汗要有汗散邪有汗要無汗正氣

爲王截瘧不可先時不可後時亦不可太早須發過三個方可截當其將發本人呵穴手足甲

肉微黑覺怕寒便可速截

（灸）後谿此火截冷間使掌后三寸此穴截熱大椎總領△補火因經取穴

若脚先冷太冲足大指次指岐骨上寸半絶骨外踝上三寸陽陵泉膝下外廉

骨陷中病深日久加曲池風門中脘足三里

（藥）常山知母白茯苓甘草尖頂檳榔各

六分姜三片将黄酒一盅半煎八分打地露勿使人知見次早臨發前一時服

十神湯紫蘇二錢川弓乾葛陳皮升麻香附白芷赤芍白茯甘草各一錢生姜三片葱頭二個溫服蓋被取汗冬月去白茯加麻黄 心腹脹滿加枳實半夏 發熱頭痛加石膏細辛 潮熱加黄芩麥冬 痢疾加只殼黄連 泄瀉加白术 大便閉加大黄芒硝 咳嗽喘急加枳殼桔梗更半夏 胸腹脹加枳實桔梗 嘔吐加藿香半夏本病加草果檳榔

痼冷

冷痢又而冷與積熱皆久蓄臟腑因虛或食寒物冷積脱陽反厥溏泄腹痛腿重陰痿精寒自汗嘔吐不食小便頻數虛勞失血遺精淋瀝驚悸不寐

脱陽之症新瘥交媾小腹緊痛囊縮面黑冷汗速熨灸臍腹及急縮宜灸中冲少澤蒸邑頭

治

脫陽中冲中指內表少澤小指端外側振寒大杼腎俞內

庭足次指石氣海背腰寒燥附分二節三寸風池陰郄掌后去腕五分

心經冲門去大橫五寸寒厥行間足大指次指岐骨虎口間厲兌足次指端

附陽足外踝上三寸開后一寸

藥

陰冷白礬一錢丹八分胡椒二分細細研芒硝一分共四味嚴醋調和手內擸男左女右合陰

處沛身見汗透衣衫

黑豆酒黑豆不俱多少鍋內炒熟先以瓦瓶貯好酒乘熱淬入瓶中蓋之勿令洩氣溫服之

中氣

七情過極中風氣身溫冷而有無痰脈浮沈不必灸以溫湯灌

之

使人揉其心腹使之氣舒　甚則灸神庭

中惡　犯不正之氣忽然冷厥面青神不守錯言牙紧口噤昏冒眩暈凡邪祟入塚室古塚廟石洞陰井多有此病　灸神庭　蒸神闕　服硃砂燒蒼朮

血暈　去血過多而成暈倒　用葱連鬚搗汁和熱童便灌之雞湯亦可
血虛宜止血不可灸

食厥　過食傷胃卒倒不言目戴支委　右關前一分為氣口脉大即傷食　探吐　若傷酒宜分消濕氣

痰厥　内虛受寒痰氣阻塞手足厥冷麻痺眩暈　治　膻中　肺俞　下脘　氣海　足三里　列缺
灸後服陳皮姜葱湯

中火　五志過極火盛水衰怫鬱熱氣昏冒卒倒
症　心火舌瘡或舌出　肝火眼紅腫　焦火裏熱　脾火口燥唇瘡

與火症熱病參治　肺火衄血喉鼻乾

瘟疫 天行不正之氣　春宜敗毒散　夏宜柴胡散　秋宜去積散　冬宜五苓散

脈 未汗宜弦　虛緩傷生　凡入瘟疫之家先取麻油調紅黃末塗鼻孔中或飲雄黃酒一二盅或蒜出則以紙燃探鼻令噴嚏佳　坐處不可近墻

二聖救苦散 身壯者可服　虛弱者加補　大黃四兩　大黃酒煮　牙皂二兩

右共末麵糊丸綠豆大每服四十丸綠豆湯下大汗效或以二味蔥湯入硃砂末一錢服

治疫歌 人問治疫有仙方　一兩姜蠶二大黃　姜汁為丸如彈子　井花水調服清涼

失血

一切血症皆屬熱　脈皆芤隨上下驗所出沉細佳洪大難

先吐痰血後見血痰是積熱陰虛吐出全是鮮血出于胃不臭可治

治

嘔血　郄門大陵后五寸　咳唾　然谷內踝前核骨下　吐血　肝俞九節開

溺血　氣海　三陰交　血海膝內廉上二寸薰肉陷中　大便血魚度　脊中十一節旁男左女右不可正中

藥

凡暴吐不止將本人吐的血用砂罐盛之焙乾為末每一錢二分麥冬去心湯下又韭菜汁磨京墨飲之

吐血用童便或自己熱便其法雞鳴時小便了即取

白泡新汲井花水服之靜臥待小便去頭尾朝朝服之

諸血上攻○用皮硝二錢為末○童便黃酒冬一蟲頭服

衄血以陰毛剪碎吹入鼻中立止　又方用蒜一枚搗爛作餅如錢大厚一豆許右衄貼右足心左衄貼左足心兩衄俱貼又見黑即止用灶煤塞之京墨更妙咳咯用荷葉焙乾為末麥冬去心湯下

便血乃蘊濕熱

腸風下血在糞前　此三症用真正馬齒莧煮豆腐食

臟毒下血在糞後

糞後紅用芝麻二合搗爛另煎滾水攤少溫閉芝麻漿飲　服效

痢疾不論赤白俱作濕熱　白屬

湯剛兼

黃为食积皆暑傷脾
黑為濕勝
夾熱則口渴喜飲冷糞門燥結寒則不渴喜熱熨
身不熱
若小腹重墜此兼少陰腎也間好間發此寒在大腸也
又瘧後痢痢後瘧
産后痢瘧俱虛
凡后重宜下身重宜除濕腹痛宜和滑洩宜澁下
脈宜微小遲滑忌浮洪弦急
身凉熱
初痢一二日宜疏通三四日宜調和久宜補益元氣

㊀治

天樞平臍直乳 關元臍下三寸 脾俞十一節開寸半 太白足大指内側核骨下

下痢發熱不退乃腸胃有邪風 加 三間 尺澤 解谿 上廉

下痢發熱便閉乃表裏有寔熱 加 三間 尺澤 大腸俞 大谿

曲泉　禁口加氣海足三里

暴痢　用小鯉一尾燒為末米飲調服大人小兒俱效又密糖蒸嫩竹笋食又正馬齒見炒酒食又用生姜七片細茶七錢若紅多加茶白多加姜另下燈草七条蓮肉七粒陳皮一片煎服

痢疾虛弱將危　用早糯米煲粥將白蠟刮末泡粥灌之

禁口痢　用蕨苓蓋煎水徐徐呷之〇又密炙橘葉泡陳茶〇又一咽下腹即愈方〇用人參一錢黄連姜炒一錢石昌蒲八分石連子一錢右為末水二盞煎至一盞終日細細呷之加吐又服另用田螺搗爛入麝香少許封臍引熱下行甚效

積年久痢　用黄净片糖四兩水一碗煎溶化另以檳榔灰半盞水一盞攪匀澄去灰沙脚

和入糖內攪勻服之後用桐菜蓯炒腊食經驗

血痢 用鷄仔一枚取醋一碗浸片時殼軟取起去殼取酒一碗加紅木槿花蕊兩三朶齊煎服

之

濕痢如菉豆汁用 蒼朮 白朮 細茶 生姜 各等水煎服

泄瀉

暴注下廹 水液澄清 皆屬 熱 寒 腎虛則津液枯 主津 主液

脉 傷風浮 傷寒沉 傷暑沉微 傷濕沉緩 宜細濇 忌緊大滑弦

熄而腹脹者難治

穴

命門 十四節脇旁 (○)補脾胃 水分 臍上五分 ○補中 天樞 平臍正 乳下 氣海 臍下寸半 三間 清脇 大腸俞 開泄 長強 束泄 足三里 退熱補虛 百會 久虛乃用○升提

（藥）水瀉乾姜末調粥飲下一錢或用生姜一片打破入艾一握同煎湯一盞熱服

老少脾瀉冬月飲椒淨末四兩蓮肉去心淨末四兩享糖末四兩共和勻食遠白湯調下四茶匙日三服

兩頭瀉雞脚木葉搥水飲乾者煨作茶飲更效又用黃牛屎調水去渣飲亦效

脫肛 虛寒下墜有痢追而下有婦產力過肺腎虛大腸有墜或蘊熱大腸熱瀉

（治）百會兩耳尖直上旋毛中 長強尾骨下骶中 公孫足大指內側核骨中

（藥）香附子荊芥穗砂仁各戥分共末每三五錢不等水二碗煎數沸熱淋洗效又方用桑葉煎湯入礬末洗之頃心以萆麻葉搗膏貼之

痔漏 腸澼便血患久膿血 （治）長強虫圈 小腸俞 承山久腫脚囊尾分肉之間

州窰半盞煉成熟入熊膽一分再煉入水成珠另

（藥）將猪毬綿裹撚寔乃將磁搽在撚上揷入漏眼紙至盡處則止如眼多者醫好一個至一個不可齊上撚如外皮肉潰爛即用黄蜡黄丹麻油煎膏貼上札住七日見效如外肉效遲恐受風濕川五倍子煎水洗每眼用撚三根至夜換

附懸癰 此瘡生谷道外腎之間初發甚痒狀如松子四十日赤腫如桃治遲則破大小便俱從此出不可治矣

（藥）用横紋大甘草一兩截長三寸取山澗東流水一碗不用井水以甘草蘸水漫炙不可性急須炙三時久水盡為度劈視草中間潤透却以無火酒一碗煮至一碗温服半月消盡

又名騎馬癰 生陰囊后糞門前痛則歸心人所難堪初起微痒不以為意如白攪子一般日日漸大

(藥) 用蜈蚣一条俗名百脚至極爛細調燒酒在量飲之以鹽姜止吐此酒飲下腹內一陣疼痛即行患處瘡即不痛此瘡俄時愈大炮開膿血自出方可消散而有疼者再加一服

閉結
腎虛枯燥不潤
胃乾大腸熱
胃寔而閉者能食
胃虛而閉者不食

(治) 大白 足大指內側核骨后陷中
大谿 內踝后跟動脈陷中
氣海 臍下一寸

(藥) 用過年收貯絡麻骨一二条煲水飲瀉後溫補止

又方用猪膽一個將小竹筒入膽內以線扎住便吹氣一口令滿即以竹筒棉入肛內約一二指却將膽汁連氣灌之令透入効

關格
寒在上則遮絕絕不納食曰格兩手加為吐逆
熱在下則閉塞小便不通曰閉脈常四倍為痰壅

(治) 足五里 氣沖下三寸陰股中動脈
大巨 天樞下二寸
三陰交
小腸俞 十八節開寸半

【藥】小便不通者藥無効或轉胞至危用猪尿胞一個傾去尿用鵝毛管插入胞内線扎定以口吹胞内氣滿又將胞内扎住乃將管口放扎小便頭上向竅内接定便解去線手植其氣透入竅内自然通便

又陰陽關格前後不通中有轉胞一症失救則脹滿而死　法用甘遂爲末水調敷臍下内以甘草節煎湯飲藥汁至臍二藥相及胞自轉矣

【遺溺】大敦　腎俞　氣海　小兒遺溺以白紙一張鋪睡席下待遺溺于上晒乾燒灰存性以酒調下

【遺精】氣盛爲滿　元虚爲濕　宜清心　固精　【治】然谷精溢　通里清心　腎俞固精

清心蓮子飲　治遺精夢泄兼治赤白濁

【藥】土地黄酒洗　麥冬去心　黄連　當歸酒洗各一錢　茯苓一錢二分　甘草半生半炙五分　酸棗仁炒八分　石蓮肉去心一錢二分　遠志甘草煮去

心七分人参八分若初起不用水煎空心服

縮陽秘方水蛭即馬蝗取九条水碗養至七月七日取出陰乾秤有多少入射香合香三味一般重研細末入窑少許為餅遇陽興時用少許擦左脚心即時痿縮

便濁用生蘿蔔頭杵取汁一小盅窑半盅調勻服効

赤濁益母草搗汁一盞空心一口服若癮疹煎湯浴

小便血乾肺燒灰存性為末米飯下又方黄連黄栢末濃煎車前子空心服二錢

淋閉澁瀝為淋小腸有氣則少腹脹血則緊疼熱痛先寒冷氣交争

下感有醉后行房悍氣通腎者俱用松茶飽飲熱水浴洗

有急洩未盡輒感冷氣者

有行路滞熱者比行覺熱遇凉水頻洗陰囊

氣餘濕不盡愁氣腎腫（治）交信　復　藥泥葱半觔煨熟搗爛貼臍上

血熱即發而溺血痛有久不痛名溺血（治）三　元　小腸俞

藥血淋如尿出乱髮燒灰少許每服錢用米泔溫下或用赤根樓葱近根一寸安臍中艾灸七壯

冷伏寒而附溺則戰慄（治）曲骨　復溜（藥）同氣淋用

勞房勞即發嘗引氣冲（治）腎俞　横骨（藥）竹葉煎茶日日服之

砂石莖痛不得溺內有如砂石作痛者出乃寬（治）行間　三陰交（藥）馬鞭草取皮藥煲猪肉湯飲

膏溺如肥脂（治）關元　次窌　藥車前子二升以絹袋盛水八升煮三升服

霍亂凡腹痛面青不渴為寒○腹痛面赤燥渴為熱○心病則先吐腹病則先痢心腹病則並作頭旋眼花手足轉筋四肢

厥逆○若心腹煩悶欲絶不得吐利乃陰陽不通速用食鹽一盞以熱湯二三碗泡化令飲盡以雞毛探吐所吐鹽湯及腹中宿物嘔餓立愈○若熱病用鹽打井花水多飲即愈○若轉筋入腹速用辣蓼東去兩頭煎湯一斗洗熏腿足即止又以食鹽煎湯漬之○又霍乱已死但腹中尚有暖氣者速用鹽田臍以艾灸之愈乃止

○霍乱吐瀉服藥亦吐用井花水半碗百沸湯半碗合服　又方用新鮮黄牛屎乘熱藥臍溺熱便浸之又吐不止用艾一把水三升煮一升頓服若轉筋加生姜一兩

霍乱大瀉不止附子炮製爲末再服四錢鹽半盞水二盞煎至一盞温服若吐瀉甚者以菉豆粉白鹽糖調水服

治　陰郄小指内側后一寸　支溝手背腕上三寸　上脘臍上五寸　期門乳下二肋開寸半

天樞平臍直乳　大白足大指内側核骨下　解谿足面叩中二指脉來　承山腳囊尾分肉之間

青筋 即攪腸與乾霍乱相似但身有寒冷且腹鳴腸响乃惡血心也急取涼水將本人兩臂内摩自尺澤至彼臼痛拍之輒有紅點俟其透徹以乾布拭去水濕即用竖火逐點彈之次將足兩腘委中上下如前治之

嘔吐 有物有聲　胃傷 胃火上中脈寸緊 心火上炎脈數　本症忌溫

嘔清水胃寒四支冷宜溫用生姜砂仁葱白茱萸湯　嘔煩渴挾暑則煩悶脈數弦宜清涼　嘔痰涎痰火用陳皮竹茹半夏生姜　久嘔胃虛用白术藿香砂仁神麴　麥冬　悶酸傷食宜消導惡心停食與胃寒同生姜為主

治　上脘 三寸　幽門 巨闕開寸半　氣海　胃俞 十一節開寸半　上廉 足三里上

內庭足次指中指岐骨陷中 大陵掌后一寸

翻胃痰盛胃衰年老血枯食下良久復出曰飲可下食年少血燥○膈火雖進曰噎與本症同治

病在血則養血生津在氣則清痰降火在熱則潤燥補脾在痰則抑肝開鬱脈浮緩易沉濇危

治膻中平乳 乳根乳下一寸 中脘臍上四寸 水分臍上五分 大杼一節開寸半

胃俞十二節開 足三里

膏肓四節三行 膻中三壯 氣海七壯 肩井七壯 足三里七壯

久病膈食

藥噎食用薑蒸七片皮硝三錢飛過兒茶一錢麝五厘作三次服黃酒下胃脘有死血乾燥枯槁食下痛當胃便閉用韮菜汁牛乳各等分時時呷之

又黑驢尿服愈

鼓脹 肥人多痰宜利痰養肺制木 瘦人多熱宜踈熱滋腎制火 總健脾利水寬中為要

凡腫脹初起男自下上女自頭下難治

治

上脘 期門 章門擢兩手肘梭季脇端 建里臍上三寸 關元臍下三寸 脊中十一節陷分左右灸 脾俞十一節開 絶骨外踝上三寸 復溜內踝斜向后上二寸

藥

青礞石 金星石 天花粉 山茨菰 文蛤各二分研末用鴨蛋一個輕敲壳尖頂倒去些白入前五味藥末于內調勻以紙蜜封放飯面蒸熟另取猪肚一個入前鴨蛋于內又入生蟾蜍一個將猪肚縫蜜用瓦煨煨熟去鴨蛋蟾蜍不用只將猪肚及湯食三服消

○治腹脹堅硬如石陰囊腫大先用甘草煎湯一盞服後用大戟芫花甘遂海藻各等分為末醋糊丸和塗腫脹處効

痞滿 ○溫中湯治脾胃虛若心腹脹滿疼痛時作時止

○茯苓 甘草 草豆蔻 木香 各五分 厚朴 薑汁炒 陳皮 乾薑 各一錢 水一盅煎一盅溫服

水腫 腰以上腫 羌活 防風 蒼术 細辛 川芎 白芷 黃芩 甘草 生姜 腰以下腫 五皮散加木瓜 姜黃 防杞

雞醴飲用乾雞屎一升炒黃色以好黃酒二碗煮至一碗澄清濾渣飲之少頃腹中氣轉動鳴响從大便利徐消臍及腳膝有一皺紋兩月服一劑其腫漸消三劑為卒后用田螺一二枚淖熟食以白粥調理平安

消腫方 生商陸根切如豆大赤小豆各等分用鯽魚二尾去腸肚留鱗將藥二味入魚腹中線縫水三升慢火煮至豆爛去魚取藥二味空心食魚

汁送下甚者不過一二服
○十種水病　鯉魚重一觔已上和冬瓜葱白作羹
頊食
○水病初得危急　用冬瓜不拘多少白水煮熟任
食
○男婦積年脚氣腫痛及肚腹虫脹　用商陸根不拘
多少切如豆大無灰酒煮熟連渣食　如鼓脹同米
煮粥忌鹹
○水病兩足腫　葱葉連頭煮爛漬之三五次効

積聚

積有形為陰氣屬臓血左死血按有微寔曰癥
聚無形為陽氣屬腑氣右食積聚散無常曰瘕
中為痰飲自腹至臍一曰痃　小腹中奔突無時
條兩肋濟結曰癖　在下曰奔豚在胃
脘曰痞氣在　脈弦急癥
上曰伏梁　脈弦細瘕　凡堅強生虛弱死

治　脊中十一節髎　章門上二穴痞左取右痞右取左　大横平臍開四寸　氣海臍下寸半　通谷上脘開寸半　如天應穴隨其患處首尾灸之

伏梁　期門　通谷　膻中　胃脘　奔豚　氣穴　中脘　章門

小兒積聚痃癖脊中旁各去一寸五分每穴七壯

藥　三陵散治積聚癥瘕不散堅痞悶　痃癖食不不　京三陵二兩　白芍三兩炒　蓬木五錢　檳榔　木香各三錢右末每服二三錢沸湯調下

○酒癖不消心腹脹滿噫酸嘔逆脇肋痛　神麯炒一兩　麥芽炒一兩　黃連五錢剉用巴豆五粒同炒右末滚湯拂和丸桐子大每服五十丸食遠姜湯下

○酒積神效并治菜東積　平胃散加丁香砂麥芽或
用香蘇散亦可
陳皮一錢　紫蘇　漢防杞各五錢　平胃散　蒼朮製
五錢　厚樸製　陳皮各二錢　甘草炙　錢　并用姜
三片煎水服　其香蘇散并治水氣虛脹去棗不
用通口服

○酒頂心痛大便結　桐油子二枚磨水一字飲即痢
下兩三次方用溫粥止之或用木鱉子磨醋服一
二盞亦利

○酒色腹內脹痛　蘿蔔子一盞炒去皮研末水一盅
煎八分溫服候大便放屁多即消

○酒作病　豆豉葱白煮湯食　雞湯亦醒

○停食因醉飽即睡胸膈痞飲積熱氣結滿悶　陳皮
半兩微炒為末　水濃煎為茶吅服即寬

○生薑四苓湯治大飲冷水傷脾飲酒傷氣　生姜
猪苓　澤瀉　白朮　白茯苓　半夏　陳皮各一錢　甘草三分

水一盅半煎七分溫服取小汗此治傷飲之輕

者若傷重水蓄積爲脹滿者本方去甘草加

芫花醋浸炒乾八分大戟長流水煮三次去皮

晒干七分甘遂麵包煨去麵八分黑牽牛研末

二錢檳榔一錢水二盅煎一盅空心服利水消

盡爲度

○吃麵發熱頭痛咳嗽有痰　蒼朮一錢半　陳皮一錢　羌活

茯苓　黃芩川芎各二分姜汁一匙水煎服

○食膾及生肉致胸膈不化必成癥瘕　馬鞭草搗飲

一升入姜汁少許三五服効

○癥積滿腹諸藥不効自已小便服二十日即下

血塊

○心腹舊癥并新得癖癥硃砂細末摟飯令勻取雄

雄雞各隻先餓二日後以硃砂飯喂之畢雞干

杉上取糞晒乾爲末溫酒調服方寸寸日三服少

則更用一雞餵之

四聖膏專貼痞塊　蒼葉　獨蒜　塩　山甲好酒搗成餅量痞大小貼之兩炷香為度　痞化為膿水從大便出

○横痃　樸硝一觔　又猪肚内線縫密煨熟竹刀刮去硝食其肚即瀉黄水

痰飲○膈壅風痰治巨闕　四滿　中脘　膏肓　公孫

藥用半夏洗浄為末姜汁和為餅如弹子大濕紙包煨熟　每服一塊入塩五分水二盞煎一盞温服

○吐水無時　赤石脂一斤擣細末每服方寸匕酒飲任下至三七服終不吐痰水又不下痢補臟健脾

○流注疼痛　大半下洗淨二兩為末　風化硝一兩　姜汁打糊為丸梧子大姜湯下每五十丸痛在上卧時服在下空心服

○化痰丸　糸瓜通条燒存性為細末棗肉為丸彈子大每服一丸好酒化下

消渴上焦煩　嚼甘蔗汁飲　或蘿蔔汁　冬瓜煮湯　田螺煮湯　綠豆煮汁　雪梨煲湯

内傷清肺湯　先見痰后見血是積熱　桑白皮　雪梨皮　陳米　白茯　陳皮　當歸　生地　白芍　黄芩　天冬　梔子　紫菀　阿膠各等分　甘草減半　烏梅一個　棗二枚水煎服

○黄少埜方　茯神七分　遠志六分　黄連炒七分

酸棗仁炒研破八分　五味子九粒打碎　連蕊
七分　山藥一錢　生地酒洗一錢　如食不消
去地黃加三查一錢　如夢遺次日服依此方去
黃連　如失血去山藥棗仁加犀角六分黑梔六
分煎水空心溫服再后當服滋陰既濟丸

既濟丸　麥冬去心一兩半另搗膏　五味子五錢
兎絲子淘去沙酒煮一日搗爛揑作餅晒乾研末
八錢　淮地黃酒浸透九蒸九晒另搗膏一兩遠

志七錢　山藥去皮微炒八錢　茯神去木一兩　甘草水煮去心七錢　已上十味除麥冬地黃　棗仁另搗膏餘七味共細末方入前三味搗勻將荷葉蒸飯和爲丸桐子大每早服一錢五分白滾水送下臨卧又服一錢服五六日又歇一二日方服

〇初得痰火勸莱根煲肉食

頭面

頭面皆諸陽之會　風寒上行　節者不治　每患痛受冷過脈　腦盡痛者危

宜浮滑忌短濇

㊟治太陽惡風脈緊通天前頂開寸半玉枕強閘閘寸半風門開二節足通谷少陽往來寒熱脈弦細竅陰枕骨下搖動空風池亦可陽陵泉膝下外廉一寸骨陷陽明自汗發熱惡寒脈浮緩大迎地倉下一寸豐隆外踝上八寸去上廉一寸解谿少陰腎足寒氣逆腹通谷上脘開厥陰肝痰多瘀冷曲泉曲膝內橫紋尖

至若心煩頭痛病耳治心與小腸半寒痛手少陽

陽明傷寒頭痛宜汗顛疾頭痛足太陽

(總)上星鼻直上入髮際一寸風池顳顬后骨陷中曲池肘曲兩骨陷中列缺食指

又取酒風卒谷耳尖上入髮際一寸黑為睢精為暈補腎水瀉肝火

(面)瘡熱上焦火也陽明熱也陽明病紫黑氣不足(總)滑肉門下脘開足三寸

三里

(鼻)痔瘜齇紅俱肺火宜清肺詰之大腸(總)通天瘜肉齗交唇內齒上筋中○縫

烙可

(牙痛)上齶目窗直瞳子入髮際寸半下焦四瀆肘前五寸(總)左右頰車

合谷

咽喉

咽通水谷而咽下之接三脘
喉九節以候五臟氣通五臟系肺
熱則腫寒則縮結則痺（肝心包陰也 三焦胆陽也）陰陽結爲喉痺（則有急喉痺声如曳鋸爲肺絶與失音俱不治）

總

少商（手大指內側甲旁用 鍼刺出血不宜灸）三間（食指內側本節微前）合谷（虎口岐骨陷中）尺澤（橫紋上尖）天突（結喉下宛宛中）腹通谷（上脘開寸半）蠡溝（內踝微前上五寸）然谷（內踝下微前小骨陷中）足三里

治雙單鵝

小草名蛇總管多生山林木下草地其花紫藍色如五郎草花碗而蒂長葉少圓末少尖莖綠有稜如蚕洞葉莖而節節兩葉〇用涼水杵爛含咽壓則兼數其外亦治蛇咬

藥 遠年偏正頭風疼痛難忍諸藥不効 川芎三錢 白芷三錢 右末取黃牛腦子一副搽藥在上瓦器貯加酒頓熟和酒乘熱盡量飲醉睡后其病如失

頭風痛黑豆三升炒令無聲即用酒九升摻熱豆入酒中密封七日溫服

○頭痛一症屬痰者多有熱有風有血虛比方為主

對症加藥

蒼术米泔炒 黃芩片酒洗炒一錢半 防風去芦

白芷 姜活各一錢 細辛六分 右用姜三片水煎[illegible]

食遠服○左痛屬風加川芎 當歸各一錢半 荊芥

薄荷各八分○右痛屬痰加半夏一錢半 茯苓 陳皮各一錢半

甘草三分○痩人多兼熱倍用黃芩片以佐右膏

肥人多濕痰 加川芎 當歸 南星 半夏制衣

各一錢半倍蒼术○痰厥痛非半夏不能除　頭旋眼黑風虛非天麻不能除

○頭面腫大疼痛並喉痺　大黄丸　食后徐呷服

瘟疫歌方

○耳痛不能開　地蝦三五個磨水滴入耳中効

○蚰蜒入耳必患頭痛　稲秆煎濃汁灌耳蚰死而出

○百虫入耳雞冠血滴入　或香油麻油亦効

○耳聹　金線吊芙蓉葉杵汁滴入効

○耳聾鼻塞　乾柿三枚　粳米三合　豉少許煮粥食之

○耳聾神効　草麻子四十九粒　棗肉十枚　入人乳搗膏石上晒乾　丸如梧子大綿裹塞耳中効

○鼻中時時流臭黄水甚腦下時痛俗名控腦砂　有虫食腦中系瓜藤近根三寸許燒灰存性為末酒服

○酒齇鼻乃血熱入肺　苦参净末四兩　當歸净末二兩　酒糊丸梧子　大每服七十八十丸熱茶下

口舌腫大或痛裂生瘡者乃三焦火盛宜用加減
涼膈散 連喬 枝子 黄芩 桔梗 黄連
蒲荷 當歸 生地 只壳 芍藥 甘草
各等分水煎服
○舌忽脹出外 俗云蜈蚣毒 雄雞冠血盞盛浸
舌苦即燕下消 又方草麻油撚紙燈上燒取烟
熏隨即消
○舌腫如猪胞以針刺舌下兩邊大脉出血即消勿

刺中央脉恐血出不止隨以火燒銅筯烙之 或
以雜草燒鍋銹醋調舌上下脫去再付須臾消
此症不急治則危凡舌腫舌下必有虫伏如蛄螻
卧蚕有頭尾若舌無故出血如線槐花炒為末掺之即止

○牙痛冬桑蒂燒灰存性再入煅塩末擦牙止 積
年之痛 又牛牙燒白成灰擦牙永不痛

○烏鬚固齒還少丹

川芎 當歸 白茯各一兩 旱蓮二兩 牙皂

白芷　黄柏各五錢　青鹽二兩

右末入炒罐內封固炭火煅烟盡出取為細末磁礶收貯擦牙

○千金一笑散　治牙痛不可忍　巴豆一粒入大火煨燒去殼　胡椒三粒同搗爛用舊綿包裹入牙上下痛處咬定流出涎水勿嚥良久痛止吐之若三牙痛則用花椒

又　水楊梅即水度木取蕊煎水含之勿嚥于喉

又方蒜研貼太淵穴待起泡除之

牙齦內爛　蚕繭一個已出蛾者以白礬末填滿火燒過為末以米泔水洗后將藥敷上

老年牙痛　樟腦一錢半為末和白米飯捻潤再研為丸雄黃為衣用綿包裹放口內患牙咬住閉口辣當不得時吐之又復咬除根

眯物入目或飛絲　用好京墨磨濃滴以斷筆蘸之

○魚骨竹木哽咽　用蜜稍稍服下　或橄欖肉食下

○誤吞水蛭花　即馬蝗花　蜜服二兩即化

兒吞金銀飴糖

咳嗽　無聲痰有聲痰為咳脾傷嗽肺傷聲痰俱有為咳嗽脾傷肝虛主肺

分補子母　晨嗽食積上下午胃伏火陰虛　脈左弦短右關濡者

痰鬱肝衰飲食傷脾浮短肺傷

總　列缺　尺澤　肺俞　或中　乳根　足三里

（藥）二陳湯　病深加膻中　上脘　氣海

（方）老鴨一隻去肝腸取姜汁一盅艾汁一盅陳皮一兩黄酒二碗水頓爛熟雞鳴時空心食之餘隨意絶食

（哮喘）哮則非喘　哮類咳有聲　脈骨而肢温者生
喘不能哮　喘上氣急速　沉濇肢寒者危
數亦危

（哮）肺竅有冷痰氣寒陰雨則發不食有終身若于毋傳者

（喘）寒主遲緩　熱主急數　氣為火鬱而稽痰于脾胃也

（哮）天突宜前近骨處不宜正宛中　三小灶　鳩尾宜上近骨處不宜正宛中　三小灶

足二指中指端近甲之下男左女右旬三炷肺俞薑蒸為片三大壯每薑五每海
三大壯
（藥）治老瘕雞仔一個敲売不要捐膜浸尿缸內三四夜取出煮熟食之雞子能去風痰乳豬屢炒食亦効
（喘）雲門肺經起処中行璇璣開四寸值巨骨下天突膻中平乳承滿上脘
開三寸
䰟戶三寸三節關氣海足三廉（藥）陳皮紫蘇半夏各三錢姜三片水煎服
（欬逆）即塞呃偶然者片糖含之咽下即止薄荷湯亦止用水碗啨
寫十字三個吞之亦止

治上脘　氣海　大陵掌后一寸　足三里並扭于肘向肘將兩肘尖各小炷五壯　氣痛　平心反背二穴幷爲三穴灸之

藥陳皮　砂仁　紫蘇梗　煎湯服　又四香散

木香　丁香　沉香　檀香　明礬各一錢共換柳一個并末每一錢酒下

○蟲咬心韮花煎水一盅兼冷水一盅服之

腹痛有九種　無增減者寒也宜吳茱萸煎水飲　作痛作止者熱也宜清[illegible]

小便不利濕滯也宜蒼術赤茯　得瀉而減食積也宜[illegible]

時作昏紅虫蝕也宜史君子胸腸有聲痰飲也宜二陳湯

不移動處死血也宜歸尾桃仁按之稍止虛也宜神麴麥冬

硬不敢按實也宜瀉臍下忽大痛人中黑者危脈與心痛同在關

治 上脘 天樞 關門建里關三寸 胃俞十二節開 足上廉三里下三寸

腰痛 常痛腎虛日輕夜重瘀血 走疰痰痛遇陰雨即發濕 脈皆帶澁弦微為氣滯元損

治 腎俞十四節開或命門 合陽委中下二寸 委陽委中斜向外上二寸 氣穴石門關一寸半

【藥】煨腎丸 杜仲三錢炒為末取豬腰一枚箔切五七片以鹽椒捻去腥水洒藥末在內包以荷葉外加濕紙煨熟酒下

【脇痛】右痛肝邪入肺 左痛肝受邪 俱痛肝火盛脈双弦者肝氣怒傷 肝氣實脈有餘沉濇而緊急者痰涎

【治】上脘 或用通谷 章門 肝俞九節 太冲 陽陵泉 曲泉內

【藥】薑黃片二錢 白芥子五分 只殼二錢 只實一錢 陳皮一錢 半夏一錢 桂心五分 甘草五分 煎水另磨木香三分調服

諸痛在上屬風，在下屬濕

治　風門　太沖　合谷　三陰交　曲池　陽陵泉

脚氣

由脾胃虛弱行動坐臥之間為風寒暑濕之氣所侵或內因飲食所傷致濕熱下注始始之不覺乃因他病發痛先從脚起或先緩痛重或行起忽倒或兩脛腫滿或足膝枯細或心下怯悸或小腹不仁大便蔬或舉發轉筋骨節酸痛或惡聞食氣見食吐逆或胃滿氣急增寒壯熱狀似傷寒或經一旬半月或腹漸而至于足筋腫大如瓜瓠者　婦女月經不調下元沽滞心痛脹滿有浮腫者冲心為惡候　腫為膿名濕脚氣不腫為乾脚氣

內外踝紅腫為繞膝穿眼兩膝腫腿又紅紅為鶴膝腿膀陰陽脚氣脛腫不紅色

治

繞膝 解谿 然谷 復溜 太冲

穿跟 僕參 京骨 絶 丘墟 四指脈來

鶴膝 陽陵泉 膝眼 膝岩內外陷中 下廉 梁丘膝上二寸 風市

腿胯 患處 先以蒜片貼灸三壯 三陰交 環跳 太冲

鼓推膝 足筋吊 附陽 外踝斜向后上三寸 上廉 三里三寸

股內痛

踹重如結 崑崙 股斷痛轉筋痠 解谿 足冷 承筋

踝如裂

膝痛如離 陽陵泉 屈不伸 陰谷 膝內輔骨后

伸不系

霍脚氣冲心 大雞心梹榔一個爲末 童便

姜汁　溫酒　各共一盞調勻服　脚氣及脚汁　杉木節煎湯浸洗　蘿蔔亦可　枯礬亦可　脚轉筋　急取大蒜磨脚心令偏熱即瘥有念木瓜二字七次即愈

痿躄

痿肺躄腎　肺熱則腎受邪故相因肺不得水養而不養木尅脾土故四肢不用濕熱痰積食氣者間多而色勞實甚瀉南火以清肺補北水以降心在灸則補榮通俞在藥則補陰降　燥濕補氣火　化痰調中

脈尺虛弱緩為本症　熱俾四臟多浮大

總治穴合谷　天井　肩髃　肺俞　腎俞　環跳

中瀆　三里　絕骨　然谷

灸法與痺痛麻木相參治中風部藥酒看症

加減先製便藥酒去了火毒堪服飲之候乃

行灸治之後即服藥酒不出七十日全愈

癩疝

癩墜也少腹控卵腫急絞痛曰疝肝蘊濕熱而外束于寒邪故拘束而急痛也或形如瓜或鳴如蛙三陽急為瘕三陰急為疝　難經曰任脉之為病其内苦結而為七疝

脉　穿急者生　弱者危　提其頂而灸其足使氣上升

水疝　即膀胱氣囊腫汗出如水晶搔痒出黃水小腹按之作聲得于役使内迫或寒邪或暑邪

治穴　金門　合陽　大谿　曲泉　四滿　腎俞

藥　禹攻散　黑牽牛頭末一錢　小茴香二錢半　木香一錢　共為末每服二錢姜湯調下

○三白散　膀胱蘊熱風濕相乘陰囊腫脹二便不利　白丑三錢　桑白皮　白朮　木通　陳皮各半錢　右每服二錢空心姜湯調下　小兒服五分

痒搽破爛濕　圓眼葉葱晒乾研末搽敷立効

〔血疝〕即小腸氣　尿如血在小腹两旁或臍旁一条上鈎痛盂傷　于暑濕勞氣當泄不泄而成也

㊀穴 腎俞　中極　血海　三陰交　然谷

㊀藥 小腸氣臍腹緩痛陰中疼悶不省人事　小茴香盐水炒只壳麸炒各一錢没藥五分共末每服一錢熱酒調下

○小腸氣白芍七分　橘核五十粒　小茴一錢青皮七分青木香八分烏藥一錢　川練子五分甘草五分作一剂好酒一盅煎七服

○又方荔枝核　柿核槌碎煎水飲

〔筋疝〕兼血氣　莖腫或膿患或縮或痒或捺不収或肝蓄熱　滑精遺尿盂得于房勞最忌病後実發

㊀穴 五樞　腎俞　陽陵泉　蠡溝　復溜　太冲

（藥）壁腫大如升核痛并治婦人陰脈皆因房勞熱
蒔也馬鞭草煎水浴洗或絞汁塗芎菁根搗敷
亦効　陰痒痛車前子水三升煮三沸去渣洗
痛痒處

（氣疝）捐在　上連腰下陰囊得之怒鬱　小兒病
腎　此父強入房也　大人則腎捐成勞

（穴）築賓　太谿　曲泉　合陽　命門

（藥）疝氣神方其病甚全氣上冲如有物築塞心欲
死手足冷三服除根　硫黄火溶化即傾重為
中去毒細研或用豆腐煮去毒更好荔枝核為
末炒焦黄俱末飲為丸梧子大每服十四五丸
酒下若痛甚不能支持且服五六丸亦可多恐
受過也

（狐疝）類氣疝狀如仰瓦卧則小腸入行則出夜入不

溺

穴　商丘　氣冲　照海

（藥）

海上方　黑紅猪腰一對不見水去膜并內白
切片用大小茴香各二兩俱炒為細末同腰子
拌勻并取本猪尿胞一個去尿入茴香末腰子
手內扎住另取生白酒　破入砂鍋懸煮乾至
半碗取胞切停連藥燒于為末將砂鍋煮剩酒
打麵糊成丸梧子大每服七十丸空心好酒下
立効除根　此方兼治諸疝

（寒疝）

肝濕蘊囊寒冷硬如石　莖不舉　控丸作痛
得于使內寒濕也

穴五樞 肝俞 陰交 中都 中封 然谷

藥禹攻散 在水部同治

㿗疝染濕氣

穴大巨 中都 太冲 藥地夫子煎湯洗 又

蟬退五錢水一盅煎湯洗再溫再洗立効

腎氣 小腹下注注奔心腹急痛

穴關元 四滿 交信 藥交接勞後卵腫腹中絞痛 刮青竹皮一

升以水三升煮沸數去渣頓服并煎湯浸洗少

腹以下

勞則發 腎虛用煨腎丸 在腰痛部 ㊀穴 腎俞 志室 大赫

偏墜丸一大者 亦腎氣也 ㊀穴 曲泉 三陰交 太冲

㊀藥 猪苓 澤瀉 白朮 赤茯 檳榔各一錢 小茴 柑核 金鈴子 川練子各二錢 燈草七條 水二盅 空心服

神效海上方

用紅蓖麻子計本人年歲每歲一粒共搗爛貼胸上以帶扎定另將本人左右脚兩次指合回以帶束住本人仰卧床上以堅小艾合灸兩指頭七壯灸完先除去臍上所貼蓖麻遲則起炮除補三陰交曲泉二穴 此方亦可通治諸疝

又方治偏墜氣 五焙子五六個燒存性為末好酒調服

卒外腎偏腫疼痛　大黄末醋和塗乾即易之

外腎腫脹　葱白入乳香敷之

外腎被傷偏墜腫大　雄麻雀三五個去净毛并去腸肝每個用白礬一錢裝肚内以新瓦二片將雀盒在瓦中用鹽泥兩頭四面封固以火煅通紅取出存性為末每用一錢空心好酒下一隻盡全愈

小兒外腎赤腫退皮殼又發　老杉木皮燒灰入臙

粉香油調敷　又葱地蚯蚓糞　甘草汁煎調塗

○陰頭腫癰　鼈甲一枚燒灰以雞子清和敷之

卒陰腎腫痛　牛糞燒為末和酒敷之

婦人陰腫堅痛　只寔半斤煅炒熱故帛裹熨冷

又易

熱病瘥後后交始復發即痛入腸臟欲危　蚯蚓數

条絞汁澄清服葱地更佳

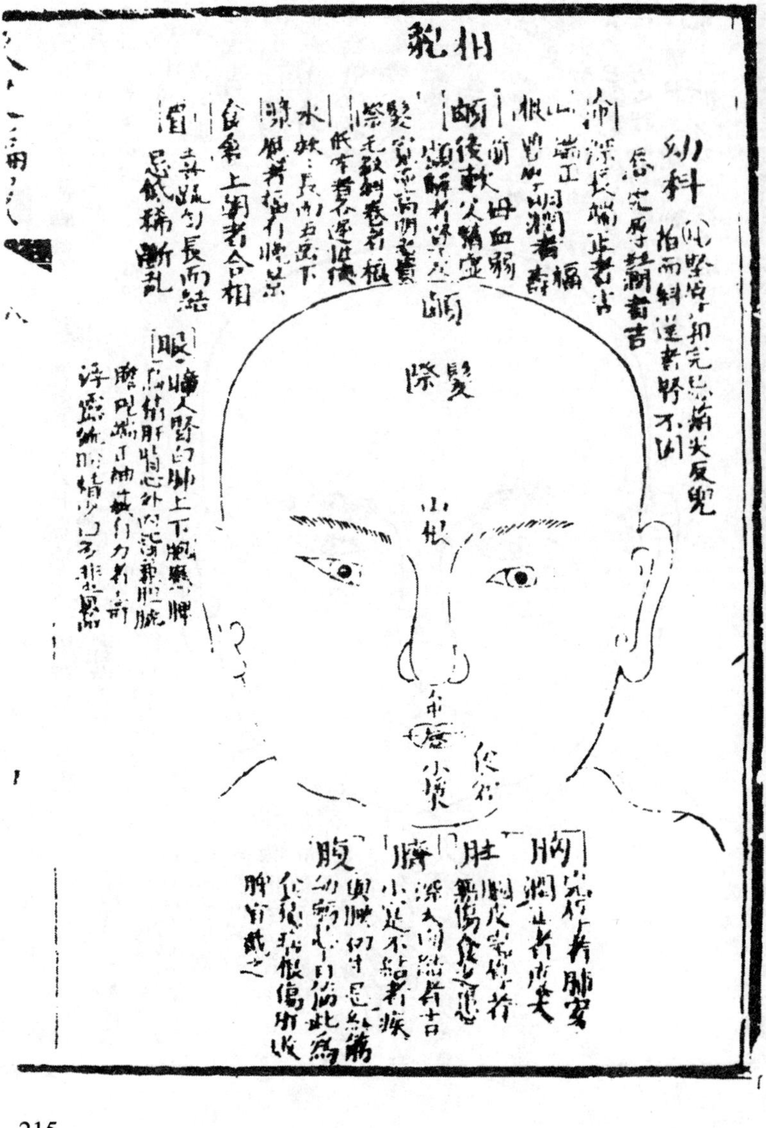
相貌
幼科
山根
髮際
山根
胸
肚
臍
腹

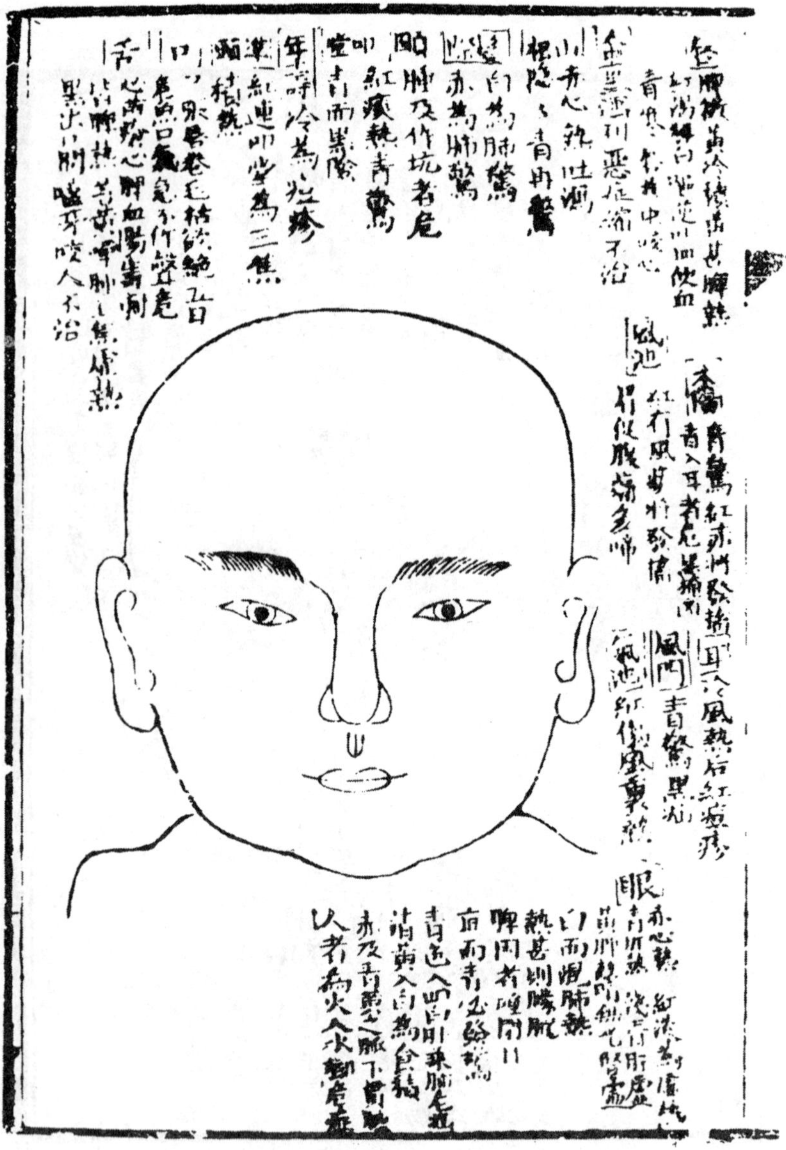

額 脾積黃冷 積甚脾熱
紅肝熱 白肺熱 紅赤傷血
青驚 赤熱中惡
金黑 惡症 不治
山根 赤心熱 吐瀉
根陰 青丹驚
白爲肝驚
赤爲肺驚
鼻 脾及作坑者危
紅瘢熱 青爲驚
印堂 青而黑險
年壽 冷爲泄瀉
準頭 紅連印堂爲三焦
積熱
口 唇卷 絕音
鼻口氣 作聲者危
心脾熱 心脾血
舌 熱 則
黑 則 咬人不治
太陽 青爲驚 紅赤爲發搐
青入耳者危 黑痛
風池 紅有風 黃爲發搐
骨 腹痛多啼
耳 風熱 后紅疹
風門 青驚 黑沈
氣池 紅傷風寒熱
眼 赤心熱 紅淡爲虛熱
黃脾熱 淡黃肝虛
白而混肺熱
熱甚則膀胱
脾閉者瞳閉
而青必發搐
青色入四白則肺危
清黃入白爲食積
赤及青黑入瞳下則危
人者爲火入水

左肝 青為驚積為風搐肝驚多為風熱
赤為忌熱青而紅為肝心病欲驚搐
而紅為熱青為肝風青黑為驚風

心 紫為腎冷赤青為心冷夜啼
黑者太陽者凶

中脾 黃為食積為瘕
痞瘕黃而白為疳積
嘔吐 虛浮為瘕
鼻乾者肺燥山根青黑
甚者心口胃悶熱秘澁

右肺 白為寒為肺不足
為滑泄吐利喘息

北腎 青為驚白為腎虛
黃紅為吐利黑為寒
為腎敗為臟腑欲絕
咬人兼齘目瞪人

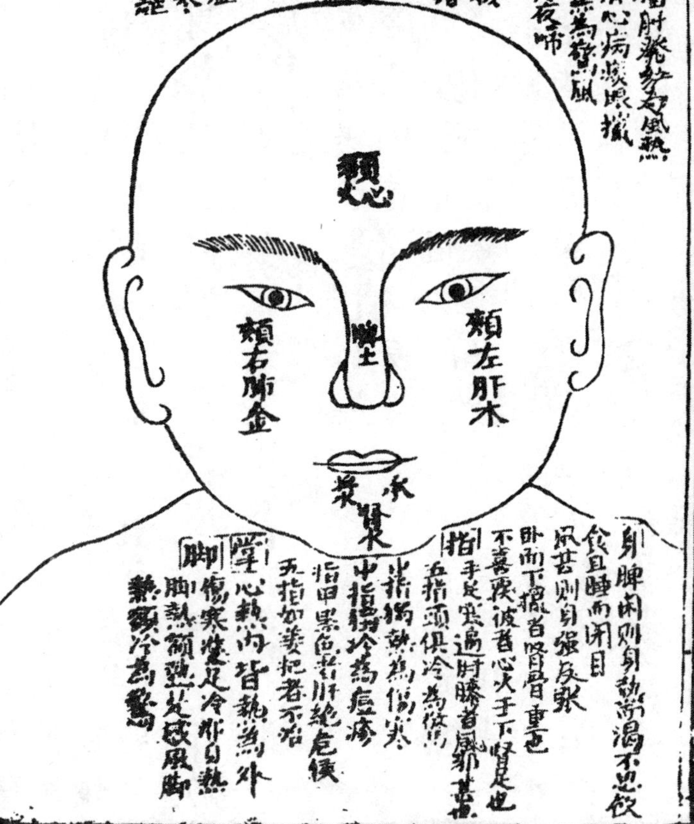

身 脾困則身熱渴不思飲
食且睡而閉目
風甚則身強反張
卧而下搐首腎骨重也
不喜寢被者心火手下腎足也

指 手足寒過肘膝者風邪甚
五指頭俱冷為傷風
中指獨熱為傷寒
中指獨冷為痘疹
指甲黑色者肝絕危候
五指如姜把者不治

掌 心熱為內皆熱為外

腳 傷寒發足冷邪自熱
腳熱額熱又感風腳
熱額冷為驚

總領　心病熱　腎病寒　脾病主濕　肺病主燥　肝病主風　一切風熱驚搐嘔瀉瘈急

昏悶皆用補母瀉子　我生生我者為實邪虛邪　我剋剋我者為微邪賊邪

摘指　凡小兒身熱最要詳察或恐痘疹不可便作熱

治痘疹熱年壽冷　鼻尖冷　耳冷　耳后青筋有色　中指獨冷　足冷　呵欠　作驚

驚搐手五指俱冷　額冷足熱　食積肚熱　身冷

傷風額熱　足冷　傷寒中指獨熱　疳熱面黃　鼻下赤爛　愛吃坭土

瘴燒熱不惡寒　惡寒者溺病也　變蒸熱耳鼻冷上唇及上齶有炮嘔乳

溫溫微熱氣五七日不治自愈　如果熱病又另於諸熱相乘考類治之

食指一節内爲風關 在初多是紅色易治 二節内爲氣關 多赤紫可治 透三節命關 而青而黑且紋乱病

虛熱泄周年至五六歲有此兼摩額 男左女右爲主 左心肝 右肺脾

紅 寒傷食風氣輕 淡紅寒熱 赤風熱重

紫 熱淡紫帶青爲急驚

青 驚積青赤相半驚積風熱俱有青

紫黑相雜慢驚 三色隐隐慢脾風

青帶黃爲脾驚

黃 傷脾 脾困或黃或青或紅一線者皆乳食

白 府黑 惡脈○ 虎口紋乱氣不和

凡向外ノ爲風爲夾食 向内乀爲氣爲感寒作熱 内一外爲

两歲 又頭大向下乀 左肝病右脾濕 頭大向上乀 氣弱脾虚

至于形圖大抵魚刺乙乙字乀 點爲切驚蛇紋乀

長珠乙彎紋之 爲冷熱積不點 十 射甲 則惡候矣

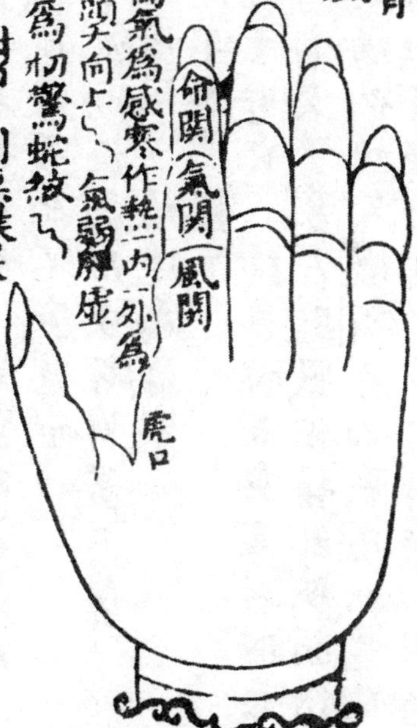

聞部

啼　下夜曲腰而啼者虛寒　飲乳而啼者口舌有瘡炮
黃昏啼者客忤中惡　月内多啼胎熱得散吉徵

肝風　呵欠為驚將發　但啼無哭為驚　連聲多淚為驚語

心火　噫為氣逆　多啼不哭為痛　短氣微為尿澁
高喊為狂　嗞煎燥煩為不安重症

脾濕　声慢重濁為疳　積重濁而流為疳攻脾胃虛耳聾

肺燥　促為喘嗽　噴嚏為傷風　燥速為臧寒

腎寒　戰為寒　啼哭聲流不响為重痱

問部

不肯覆被者心火下行于腎也　拘急喘而身寒者肝乘腎鼻乾者肺熱　肺實則喘咬牙甚者肝風相發目熱而指如數物揀以摸衣肝重病也呵欠微搐者心乘肝邪多睡者脾乘肝合面卧者心熱多驚心虛四肢熱脾乘心困睡不食者脾困欲水者脾熱能食而嘔嗽肺乘脾睡而露睛脾虛而胞不能運也肚大腳小脾困而成疳

凡食傷胃則嘔吐傷脾則泄瀉也

切部 一歲至三歲以一指探浮沉 四歲至七歲一指移揉關之前後
九歲至十三歲一指移按三部九候 凡六至為平 加為熱 減為寒
左主外 右主內 應風寒暑濕 乳食痰積 又前大後小為順 前小後大為逆 大小不勻為邪祟
夜啼 身溫脈微小為順 身冷脈洪大為逆 吐 身溫脈浮大為順 身冷脈沉細為逆
急驚風浮洪數緊熱 尺寸滿為實 數為實熱
慢驚風沉遲散緩 尺寸弱為虛 遲為虛熱
變蒸 脈伏遲而不潮熱 寒嘔
疳 脈緊數而臟實為順 沉細而脾泄為逆
傷食紫盛在寸口 傷寒紫盛在人迎
食積脈沉細 又脈過寸口入魚際
傷風脈浮緩 主遺尿驚搐
急驚 陽乘而陰虧 陽動而燥疾 心火肝風相搏而發速 外邪有餘之症不治則轉驚甚而慢脾多

因抱護跌㒷且觸惡音怪物則致面青口噤或聲嘶而厥發過則容色如故良久復作其身熱面赤口乾引飲等症其

脈 浮洪數緊盡熱生痰痰生風邪氣實遇感即發乃肝木風邪痰熱有餘之症。降火扶水退熱化痰則風自止

候 牙關緊急口熱牙閉壯熱涎潮冒悸牽引四肢掣跳眼赤昏紅日翻頭動搖視反張大小秘澁渾身發熱

危 睛翻不嚥 口出血 氣促不下 心中熱痛 神緩肚撐 足擺跳 摸體尋衣 大叫鴉聲

治 神情昏迷則先神庭而后四關 若痰壅則先四關而后神庭 與大中風似

神庭 鼻直上入髮際五分 一切昏迷牽引

上脘 臍上二寸

肓俞 臍開寸半

氣海 臍下寸半

合谷 手虎口岐骨陷中 四關之二

內關 掌后二寸

尺澤 肘上紋尖

絕骨 外踝上三寸

太冲（足大指次指岐骨◯四開之二）陽陵泉（膝下外廉一寸骨陷）風門（二節開一寸半）

若口眼喎邪，加地倉（口角外四分，喎左取右，喎右取左）頰車（耳珠下八分）

危急加人中（水溝正中）中冲（中指內表）灸後服鎮驚丸或琥珀丸

鎮驚丸（寵岡何茂真祖傳神効）

硃砂（飛一錢半）白茯苓（二錢半）白附子（二錢半）膽星（二錢半）

淮山（微炒二錢半）白朮（土炒一錢）蟬蛻（去頭足五分）

合研末，放飯面蒸熟，另下麝一錢半，煉蜜為丸，每丸重七分，薄河湯下

慢驚

陽虧而陰盛，陰靜而遲緩。中氣虛，脾虛生風。土為肝尅，風盛則筋急。本不當熱，而熱者，虛也。多因飲食不節，損傷脾胃，以致吐瀉日久，中氣大虛，故發搐。發則無休止時，其身冷，面黃不渴等候，其脈沉遲散緩。蓋脾虛則生風，風盛則筋急，所謂天吊驚是也。屬脾土中虛損不足之症。仰視為天吊，反張為痓痙。若驚三發則為癇。

候　目上散緩　口角流涎　目慢神昏　手足瘈瘲　大小清白
四肢逆冷　正視斜轉　筋脈拘攣　乍靜乍發　睛露昏睡

危　髮直搖頭　口生白瘡　頭軟涎鳴　四肢厥冷　手足一邊牽引
喘急嗌塞　吐瀉咳嗽　大小便不清　胃痛拗脇動氣　眼睛不轉

治　百會耳尖直小旋毛中　中脘　幽門巨闕開寸半　天樞臍開三寸
氣海甚者則用關元臍下三寸　大冲　三陰交內踝上三寸　足三里

肺俞三節開三寸 脾俞十一節開三寸 合谷 列缺食指又取 曲池曲肘兩骨陷

若痰喘加天突結喉下宛宛中 膻中平乳正中 若嘔吐不止扣轉手肘向外近少海穴骨尖灸二七壯

慢脾散 白术一兩伴山間淨色黃土料浸一宿次早去石泥不老米一合伴用新瓦焙乾研末每服五分下粥或滚水下又端午日取蕉根白頭蚯蚓先以刀截兩斷看其跌急者用治急驚跌慢驚作兩處収放不拘多少去泥用丸焙乾為末加辰砂等分和勻糯米糊為丸菉豆大金箔為衣每服一丸滚水下

【癇症】驚癇發為癇外感治其風邪內傷治其脾胃與大人腎虛氣脫治在關元畧異發則伏地作聲醒時吐沫急慢驚則不作聲不吐沫五臟所受各有其因徵于面色驗于積邪血不和氣不順為風邪所觸而發 治之不須卜五但當祛痰順氣清火平肝

九耳后高骨有青紋如乱線者宜剔破出血可以預防

(治)

耳尖上 約寬一指男左女右回灶一壯

以商 手大指內側近甲傍一壯

乳外側 赤白肉際一壯

章門 臍上二寸橫開六寸一壯

下脘 臍上二寸一壯

陽關 十六節骨尖上一壯

大敦 足大指生毛距近甲一壯 若病深加

中冲 中指內表一壯合兩指灸更妙

諸熱

內經曰邪之所湊其氣必虛人之傷于寒也則為熱病其外者先太陽次陽明與大人傷寒傳變及兩感者參同至于幼科則內傷而引外感者有夾食夾驚之因而傷風有汗傷寒無汗其大較也經又曰諸寒之而熱者取諸寒王太僕曰責其無水此義幼壯一理至于左肝右肺兩頰于幼稱可以察識先列五臟諸症于左

〇心

實熱則仰面而臥 顴赤 心煩痛壯 合眼咬牙甚則

虛熱則合面而臥（〇）口乾 熱飲水 發搐掌熱而嘰

驚及驚風屬心與肝

○肝　摧頭搭目抽搐身熱肝主筋主目○左頰赤多怒驚走悶轉筋搐衣便難風熱有汗及驚風熱屬肝與心

○脾　合眼昏睡　身熱脾困主眼胞○鼻赤而黃好臥身熱飲水熱而餘重背濕日輕夜重潮熱疳口氣熱鼻下爛吃土

○肺乘心則　咳嗽面赤　壯熱喘屬肺火尅之○右頰赤手掐眉目咳嗽寒熱飲水惡風自汗胸痞屬肺兼脾則嗽也

○腎　攛視驚布咬手足腎精牙齒足心亦腎○額下赤兼察驢人兩足熱不能起骨疒也陰囊腫赤吊痛虛熱莖及骨火侵腎也

主穴

㊀心　神門手小指內側兌端骨　少海肘內橫紋下尖　㊀肝　太冲足大指次指岐骨上一寸　章門

㊀脾　大都足大指內側本節后　三陰交內踝上三寸　㊀肺　列缺食指又取　中府乳上三筋開一寸

腎 照海 足内踝下赤白肉際 足通谷 足小指外側本節前陷中

痔症 顖會 鳩尾 胃俞 合谷 并治痔眼 勞宮 并治口瘡 十

九節陷 瘨利

藥 硼砂煆 硃砂辰砂飛過 海螵硝 君子肉

或加假油柑 百草霜 水仙子 山查 麥牙

神麯 淮山 各等分 白术減半 俱末 每服三分

挖痔法將小兒掌内拫轉看其食指本節横紋后即

風關之裏玉枕處有一白泡即用針挑破病深者

必有熱血注結病淺者則止見白膏挑后刮去膏
血將塩菿填其口用燈火彈三壯左右手背然吹
將手背十指本節攢拳骨突處即十宣穴用小艾
每穴一炷灸之　挑後齋塩及各食物只用片糖
與之食及下粥飯使引動其虫蛀三日后即戒糖
不食將使君子散先蒸雄猪肝下粥飯又三日乃
將散蒸肉及鱔魚下飯一面兑蓮肉去衣心蒸食
及淮山煲肉食忌煎炒生冷雞肉糯米戒三年全

愈之後尤戒糯米　若痱已落眼挑后即取蛤屎
屌杵人乳敷眼男左女右取撒蛇仔葉搓軟作一
小丸寒鼻數左則塞右數右則塞左二三日眼愈
為止

使君子散方　君子肉二錢　假柚柑葉乾末二錢　山柚
麻乾葉末二錢合三件研羅末　另青黛一錢共拌勻
每用三四分蒸猪肝或胸肉或鱓魚及開粥食　如
病淺者服此散不用挑亦効

初生

將軟絹纏手指拭去兒口中污血再以蜜少許調硃砂末遍擦口内以免胎毒瘡患又于六日内用硃砂末如豆大調蜜以綿蘸取令兒吮之一日盡

○牛黄散更妙

○産下有皮膜如石榴中膜裹舌或遍舌根速以指甲刺破令血出燒凡石研半菉豆許敷之不然必啞

○洗兒用猪膽一枚以水七升煎四升澄清浴之少瘡疥

○因難産生下氣弱不哭速以父母真氣口灌度之

○延生第一方小兒初生將帶脱落后取置新瓦上以炭火四圍燒至烟盡放土地上用瓦碗盖之存性為末預將硃砂透明者為極細末水飛

過若臍帶未有四分硃砂用二分另取生地當歸身煎膿汁一二蜆殻調和前二味抹兒上腭并乳頭上與兒盡一日之内食之次日兒遺下汚穢濁垢永無瘡疥亦少痘疹

三朝

肚實不食乳看兒臍之上胸膛之〇下有青筋用燈火彈之勿令上侵心則難治矣艾灸亦可

臍

風撮口并牙跟上生白點名馬牙作痛啼哭不已不吃乳即看口内堅硬之處或牙跟白點用指甲或針挑破出血用京墨磨薄荷湯以手攪勻將其母油髮蘸墨遍口擦過隨用青絹蘸井水展口　凡月内小兒常用青絹或京青布洗净蘸搽抹拭口内腭上及舌最佳

撮口

風完全生葱二根搗汁以真僵蠶三個研末調塗其母乳頭令兒吮之或用乳調蠶末灌之兒即開口

〔夜啼〕狀若鬼祟　蟬退七介半下截為末初生炒一
字薄荷湯并酒少許調○下如不信將半截依
前法服復啼
腹痛夜啼　筆蘸硃砂書田字於兒臍下即安
○　即雀舌巴豆半粒飯四五粒其搗爛為餅如黃
〔重舌〕豆大貼兒眉心印堂待四圓起炮除之即愈
〔患眼〕拔毒膏治腫痛　熱地黃以新汲水浸透搗爛
貼兒兩腳心以布裹住一夜効
〔腎縮〕受寒熱姜湯濕足心　便閉大　蜜煉為條導引之
甚則灸湧泉　小　灸三陰交大谿溺大
〔[illegible]〕百會○勞宮又方以涼水痛拍亶中有一大
湧泉黑點四旁紫筋織實以乾布
拭去水濕用艾大炷三壯灸右取生雞炒酒或
炒湯食亦可
〔麻疹〕督任關竅者燈火彈之

婦科

女人之病多從男子症參治惟胎前產后崩漏帶下之病為異耳究其所因月水不調變生諸症調經之道貴乎抑其氣以行其血血盛氣衰為從從則百病不生孕省乃成且行經與產後一般調理失則為病故或喜結怒鬱則氣逆而血隨逆滯于各部各病因之上為暈吐中脹滿下淋漏

（脈）

尺常盛而右大此其常也沉滑勻易生息微濇遲濡不力蓋微則無精濇傷精遲中寒濡無力也男右尺旺火動好色左尺旺陰虛非福女肝脈弦出寸口又上魚際者氣盛也右寸浮出于魚際者亦然非懷[illegible]則思欲也閉經之脈尺微濇或浮或滑或繼絕不勻或肝脈沉而急經曰尺寸關如故尺脈不至者月水不利

虛勞

多因積慮心傷蓋婦人以血旺氣衰為本心生血心既虛耗則血逆竭而月水先閉火既受病則不能榮養其子故不嗜食脾既虛則肺氣亦虧邪得乘之故發嗽嗽作則水氣絕故四肢乾本氣不充故多怒髮焦傳變五臟至是成勞熱嗽有汗寒嗽無汗○以補心抑肺為主

月事

經水因血也屬衝任二脈上為乳汁下為血水○經脈不行多有脾胃傷損而致者不可使認作經閉血死又多產有傷血者總以補養脾胃為主若脾胃無病果有血塊方宜破血通經

交媾

三十時辰兩日半二十八九君須算落經將盡是佳期金水過時空撩亂蓋一日十二時兩日半總三十時也婦人月信來只尽兩日半當此算之落經將盡子宮正開乃受精結胎之候妙

合太和之時過此則宮閉不受胎矣
然亦有女人血旺氣盛六七日方净者但視賓
田經水之顏色何如耳故不日經水而曰金水
者按帶期以潔白之布帛夾于戶口取驗之果
金色者舊血净盡新血始生子宮正開郎佳期
也若鮮紅則未净子宮淤塞淡紅則已過子宮
又閉也
經曰寔陽能八陰虛謂男子能謹身節欲少壯
七日至一月老成三月務保養精氣充寔適女
人經後血海虛净子宮正開一遇交合是以寔
投虛未交之先要種子者先將紅印紙剪下
燒灰無根調令婦面東服之然後夫婦罯飲微
酡勿大醉勿飽勿大喜怒勿勞心勞力安閒靜坐
寄心神于呼吸之間至夜半子時計畧酣睡半
酣氣息舒暢方行交姤 初交合時只可體交
未可神合務令鼎器端睡正卧不可偏邪如男

子恐急精泄即寄心意于别事以候從容進戰務令女人樂生目瞑身顫两頰赤熱鼻口凉氣相吞两手欲緊攬抱至是方用神交直撞子宮一時女人股体不收滑精流溢此則陰氣柎至之候子宮正開之時精冊盡情傾注急猛吹女人上吞令其自驚仍男呼女吸如忍大小便之狀交畢令女人穩卧勿動但屈左足而左側卧勿偏于右蓋男左而女右也

經云陰血先至陽精後冲血開裹精精入為骨陰外陽内則成坎卦而為男若陽精先至陰血後叅精開裹血血入居本陰内陽外則成離卦而為女　又云經盡一日至三日新血未盛精勝其血感者成男四日至六日新血漸長血勝乎精感者成女　七七之數即婦之歲數月數也以婦之歲合現年之月　數遇單則男月雙則女月也此是一定之理

此時又值風和月朗，又是天月二德成定吉日，結貴子矣。忌酉戌亥時，人身一小天地，至此精神疲竭。忌節氣交度，犯之恐成半陰半陽。忌晦朔弦望，風雨雷電，日月無光，虹霓閃動，星辰之下，井灶尸柩之前，背先天保慎也。

交媾之後，女人宜謹身節欲，調服起居，運動血氣，則兒無驚癇之病；節酒戒怒，則産無神昏之虗絕；交媾則絕胎毒痘疹小産之患；禁食太冷太熱，則免乳熱辛寒之憂；母久坐立卧，以免停滯；宜安坐穩行，以防不測。此後天培植也。

妊娠

王氏曰：太冲盛而氣虛者，乳子法也。診其手少陰脈動而盛者，妊子也。蓋在手為心，在足屬腎，主骨，又腎為胞門子户，故尺脈按之不絕者，妊娠也。

難經曰：女子繫胞，三部脈浮沉正等，按之無絕者，有妊娠也。

一月如白露　二月如桃花　三月之后男女分

一月肝　二月胆　三月心胞　四月小腸

五月脾胃　六月肺　七月大腸　八月九月腎

十月膀胱

㊀初字　寸脈微小呼吸五至

㊂月　尺數脈滑輕手按之而散

㊄月　疾而不滑重按之不散

辨胎其法不一　總之肚圓而聳者為男　肚扁而大者為女　又左乳房核為男　右為女

胎動刺痛 關元 道使 小産惡血 肩井 陰交

産育 欲産之婦脉離經 胎脉常浮今沈 或常沉今反浮 又云 脉浮大而頻寒 頻熱者難産也

脉 離經即腹痛引腰脊爲即欲生也 夜半覺 日中生 離經而腰不痛者未産也 又云尺脉轉急如切繩轉索者即生産也

臨産宜選一極善穩婆及得力家人無使張皇令産婦驚恐若腹中痛且令扶行或痛或止名曰弄痛不可將手去探亦不可傴腰眠卧 如連腰引痛眼中如見火光此是兒轉又須扶策徐行起若艱難即凭物立須臾 頃至腰痛相引頻

頻陣痛難以行立然後坐草切勿大早恐兒在腹中難以轉側及胞漿先破子道乾澁皆至難產若心熱悶可用生雞子一枚敲破吞服或先服烏金丸更妙抱腰之人須用壯健有力不致臨時歎斜兒順易產

產

婦用力不可太早當臍腹疼痛之初兒身纔轉須聽其轉定恰出輕輕用氣一送則順力而產分

橫生

者先露手逆生者先露足生產者先露臂先露手足者用細針刺其手足心三四刺之以鹽塗刺口輕輕送入兒得其痛驚轉一縮即順生矣脚先下者為踏蓮花生急以鹽兒足心又急撥之并裹鹽盪產婦臍腹及腰

破水

之後有經日不產者即隨症細辨一身重體熱作寒面黑舌青及舌上冷脣口俱青吐沫子母俱死面赤舌青母活子死面青舌赤口沫出

母死子活

産訖先飲童便一盞或服烏金丸勿使睡且令閉目坐須臾方扶上床仰卧立膝勿令仰足熱睡宜頻喚醒不可以生男為快喜喜極則心結懸字紅汗之症不可以得女為悲悲則心傷致有敗血之患宜常淬醋煙以防悶

胎衣

不下停待少久非惟産疲倦恐流血入胞中為脹上沖心胸必殆宜急斷臍帶下以物墜住尤宜用心結縛然後截斷其血不潮入胞中則胞衣自當萎縮而下縱淹延數日終竊而出不遂害人惟産婦心懷寛舒則自下耳切不可妄用手法實頒性命言之痛惜

黄金散 治生産一二日難分娩者用真金箔大者五片若小者則用七片以小磁盅將水少許去紙入金于内用指研末再添水至半盅先令産人扶産婦虚坐又令一人將兩手大指按定産婦

下胎方

兩肩井穴將煎藥服此方固可催生若胎月
未足又能安之真聖品也
將家中便踏倒去留宿便十之一急燒白滚水
一二斗傾入踏內以較剪辰開十字安踏口上
乘氣產婦坐于其上須臾氣透胞衣立下
上二 効

生胎
右小腳指尖上灸三壯 子剩母心灸湧泉大冲
合谷 足三陰交 產后諸病灸期門
逆后腹痛 水分 關元 膏肓 三陰交
亂蠶刻起 腫硬疼痛 蒲公英搗酒飲渣敷腫處即消

寧坤丸即回生丹 專治婦女崩漏帶下 產勞虛損
孫金亭製 室女經閉 月水不調
滋陰益血
壯氣養胎

產前　胎動　過期　惡露　損墮　臨產　惡露先下　子死腹中　口唇青黑　連日不產　胎衣不下　惡露上攻

產後　惡血未盡　血暈眼花　血似崩中　血邪癲狂　臍腹冷痛
心乾口悶　尿血雞肝　泄痢腹痛　四支浮痛　心怯盜汗
寒熱似瘧　咳嗽寒熱　百節酸痛　失音不語　胸膈嘔逆
喉聲似蟬　口乾鼻血　眼澀腰痛　遍身黑斑　大便小便澁

大黃一觔細末　紅花三兩炒黃色入好酒一大壺同煮三五沸去紅花不用只存汁用

黑豆三升水五碗煮取汁三碗去豆　蘇木三兩剉用河水五碗煎取汁三碗亦去渣不用

先將大黃末以好米醋三四碗攪勻以文武火熬成膏復添醋三碗再攪勻再熬成膏　次下紅花酒黑

豆汁蘇木湯共傾入大黄膏内攪内又熬成膏取出候用如有鍋把即焙乾研入后藥

當歸　川芎　熟地黄務自製　白茯苓去皮　蒼术米泔浸

香附米　烏藥　玄胡索　桃仁沸湯泡去皮炒用另研

牛膝去芦　蒲黄已上俱各一两　白芍酒炒　甘草

陳皮　木香　三陵　五靈脂　羌活

山萸酒浸去核　地榆已上各五錢　人參　白术去芦

青皮去白　木瓜已上各三錢　良薑四錢　乳香　末藥叁錢

右為細末用大黄膏調為丸如彈子大每服一丸酒頓化服危或
两丸
若産后頭痛身熱有無汗為傷風傷寒加桂枝麻黄末三分薑葱湯頓
化服
若産后無乳加天花粉三分歸尾三分川山甲炙三分黄連三分共為末同
丸入酒内頓開不拘時服令乳母將乳頭揉千餘轉其乳即來
開丸宜用黄酒取益補也急黄酒不便則煎薑湯米醋二茶匙調
服醋能斂血也
臨服加參三分頓開丸其功効更速

○初生小兒半歲之內腿了臂夾之下每多塌肉無皮令兒疼痛哭叫或用灶土撲或用黃丹搽俱不應驗今止用牛屎不拘多少晒乾燒灰存性碾為細末摻于患處立刻止痛生皮妙不可言

○婦人乳癰乳崖多因憂鬱惱怒氣血不和而成亦有因小兒含吮而得者初起時手按乳上堅寔一塊即是也　方或用鹿角末和酒服或用木香花粉末和酒服或用黃瓜蔞連皮穰煎[redacted]

今用澤蘭葉地丁白芨蒲公英金銀花木瓜各四錢甘草一錢水酒各一小盌煎稠候腹中饑時熱服渣用水再煎以之浴乳出汗即止痛消散最効如患重者再一服自愈

外科

癰疽 凸腫（凹塌）者爲癰（疽）爲實（虛）熱（損）按熱（不熱）則有（無）膿輕（重）按輒（方）痛者淺（深）脈凡浮數（微遲）而不發（反）熱或洪數而反振寒（惡寒）若有痛處必癰疽皆心火要法以蒜片貼瘡頭灸之初起（可散）將成（可輕）不痛灸至痛深藏而必透之痛灸至不痛作惡而壓服之每三壯一換蒜片

諸瘡相其經絡部位　如在上下而關係官竅（隱曲）者可移使上（下）如便毒在髀樞未甚（將成）則灸下部（瘡頂）而移（壓）之

乳癰腋瘻灸手部而散之 鼻痔通天消之 鼻瘜斷交燈火彈之

馬嘴疔正生人中一日死灸百會七壯即消亦令初起灸百會穴三壯次用燈火彈燒

頭尾

滿身風癬扣本人手入內度肘尖上五寸內間男左女右逆灸二七壯及足風市穴三壯

凡瘡大過寸者為癰小于寸者為癤 大者宜用茱萸郎樹油葉杵酒敷之或用芙蓉花蘿皮杵生酒糟煨熱敷之 小者宜用血見愁葉杵水敷之 將潰用口嘬去膿至見鮮血則瘡內凈盡矣仍用血見愁敷其四旁肉使涼其瘡頭另取白背葉蕊口嚼敷之或用圓眼葉蕊 其瘡口雞乾水者用燈草燒灰填之 及將生肉口用猪腑肉筋切蒸汁潤之肉筍既平 乃填以八寶散 此係癤瘡方

癰疽發背

初起赤腫用濕紙覆上看紙先乾處即是瘡頭用蒜片切以三文錢厚安瘡頭上以大炷灸之三壯換蒜一片不痛者灸至痛痛灸至不痛為度若瘡成有膿則不必灸矣惟頭為諸陽之會艾宜小凡惡毒瘡皆可灸

治極毒疽瘡

凡手指及諸處瘡將發覺痒不可忍身熱惡寒或麻木此極毒之瘡一時醫藥不便急用針刺破痒處擠出惡血數次忽口合涼水噀之必吮至痒痛皆止即好

癰疽癤毒瘡

發陰処者　先用牛皮膠透明者四兩好酒一碗入膠在內隔湯煮待膠化攪勻和酒隨意飲以醉為度不能飲以白滾湯和膠酒徐徐飲盡為止使毒氣不攻心凡瘡欲潰未得潰者以水浸膠軟貼當頭白潰

還魂散

凡患發背并無名腫毒能令內消為墨水從小便出甚可解血初起時萬無一失

知母

貝母　半夏　山甲　天花粉　皂角刺
乳香　金銀花各一錢　不得加減用無灰好酒
一盅煎半盅去渣作一服再將渣搗爛加秋
過芙蓉葉一兩用蓉調井花水和敷瘡上如
乾再用蓉水潤之立消

千金內托散

治癰疽瘡癤未成速散已成速潰敗膿
自出乃活血匀氣調胃補虛祛風辟
耶穢王道之劑
人參去芦　當歸　黃芪各二錢　川芎　防風
桔梗　白芷　厚樸　蓿桂　甘草　金銀
花各錢　共為末每服三錢或總作一服用無
灰酒下或不能飲酒者用木香湯下但酒劾
速　若癰疽腫毒加白芷不腫痛加官
桂○痛加乳香末藥不進飲食加砂仁大便
閉加大黃只殼小便澁加麥冬車前子木通
燈心瘡不穿加皂角

背癰疽

不問已成未成已潰未潰老鼠牙藤葉一味取嫩葉洗净杵爛敷上即止痛乾則易之若瘡已潰以帮崩藤葉煎水洗以新灌盛之淋洗以鴨毛掃之去腐肉后将煎藥敷凡煎水洗宜以細葛布濾過恐防有秽垢苦難救口以猪脚煲湯洗

蠟礬丸

凡癰疽已成即服此藥止痛護心生肌化毒黄蜡以鉄杓盛之置炭火熬化生布濾過冷秤一兩下杓再熬化乃入羅過凡末一兩攪勻取出為丸如菉豆大食遠白滚水下或酒下八九十丸每日一服三日止若腸癰疽潰后尤効外科之聖品也

金銀花

一切癰疽癤不問已成未成已潰未潰花連莖葉搗取汁半盅温服不過三五服可保無虞晒備用若濃煎作茶飲

九里明亦最効如金銀花用之二藥煲水洗瘡更佳

槐花酒 花蕊四兩微炒黄乘熱入酒二盅煎十餘滚去渣熱服未成一二服已成三四服

背發毒欲死 冬瓜截斷置瘡上熱則易之內服六味地黄丸

癰瘡不破出子 蚕繭一個燒灰存性酒調服即透又方葵子一粒新汲水吞下即破又方白丁香即麻雀矢其頂尖而堅者唾粘即破凡此只一個用多則口多

太乙紫錠 一名萬病解毒丹 解諸毒療諸瘡利關竅通百病起死回生居家出入不可不具孕婦忌服

山茨菰 此味與老鴉相似去皮焙干淨末二兩

文蛤 搥破洗焙干末二兩

雄黄 明透如石榴子三錢

紅芽大戟宜用綿大戟江南者佳洗焙乾末一兩五錢形如甘草而堅者不可用包白者大峻

千金子一名續隨子去殼用真料全研去油成霜二兩麝香射三錢

右製法宜端午七夕重陽值天德月德黃道上吉之日修合量藥多少預期數日前主人及醫生俱成齋戒沐浴換新潔衣服嚴謹于僻靜清室焚香將前藥各為極細末設盥洗盆出入淨手薰香各藥俱用新潔磁器盛蓋之至期主人率醫生焚香陳設藥品拜禱天地畢乃用磁器各藥末分兩配合勻和數百次令極勻仍用重羅過乃用糯米濃汁調和于木臼內杵舂數千下極光潤為度每錠重一錢每服一錠病重者連服通利一二次無妨用溫粥補住

○修制務要至誠毋令喪服體氣不具足之人及婦女雞犬見之

治

一切飲食藥毒山瘋瘴氣蠱毒惡菌河豚兎牛馬駝毒但覺意思不快即用涼水磨服或吐或利隨手便愈

一癰疽發背對口天蛇無名腫毒楊梅惡瘡諸風癮疹未腫未破及痔　用無灰淡酒磨服又用涼水磨搽瘡上日夜數次覺痒立消　已潰出膿者亦減数分

一陰陽二毒傷寒心悶狂言胸膈壅滯邪毒未發瘟疫纏喉冷水薄荷研下　諸蠱腫脹大麥芽煎湯磨下

一赤白痢吐瀉肚腹急痛霍乱絞腸砂痧症用薄荷湯磨不

一男婦急中風邪癲狂諸癇中氣手足腰腿痛煖酒磨下

一小兒急慢驚風五疳瀉利脾病黃腫牙関緊急用蜜水磨塗及含藥少許薄荷葉下及搽量兒大小一錠二三次服

一心氣用淡酒或淡姜湯磨服湯火傷東流水磨塗

傷處

一遠近瘧疾臨發時東流水煎桃柳枝湯磨下

一牙痛酒磨含及擦　婦女經水不通紅花煎湯磨下

一久患癆瘵服之無不効后服蘇合丸

一久頭痛用酒入葅河湯研爛紙貼太陽位

一自縊或溺心頭煖者驚死迷死未隔宿者冷水磨灌下

一打撲損傷炒松節無灰酒磨下　六畜中毒水磨解之

一毒蛇風大一應惡虫傷以水磨塗傷處另用淡酒磨服

救急

服毒吾邑山多苦蔓藤葉一名斷腸草食之即爽墮咽喉須臾氣絕貧頑負憊者往往食此破人家產喪已性命

此方活人甚多凡心頭尚煖者可救

先灸湧泉下痰艾要堅實如黃豆　每三五壯

次灸勞宮退逆氣艾堅如菉豆大 每三五壯
次灸章門疏五臟艾堅實如菉豆大 每穴三壯
若取穴者取本人兩手肘尖尽処是
次灸天突清氣艾堅如米 三壯
白羊血灌之亦効但恐不便則灸法為効速

自縊

日至暮屬陽身雖冷或可救 暮至旦屬陰盛難治 或夏季夜短于日或有濟耳 急以膝蓋或用手厚裹布線緊頂塞死人谷道使下部不泄氣抱起将繩寬解切勿割斷繩索從容放其正喉嚨側卧揉其頸痕令一人以手捻塞其口鼻兩人吹其兩耳又一人緊牵其髮另使人伸屈其足揉摩之待其氣回漸漸放手少涪以粥湯灌之

溺死

用瓦礶一個以紙錢一把燒于礶內即以口覆礶上另取一礶如法托臍上冷則復燒如此五六次七孔水流出即活　即用蘇合丸擦牙或老薑亦可

魘壓

凡有溺死魘死壓死氣死縊死打傷死及產暈絕俱濟用半夏為末如豆大吹入鼻中須臾即活或加藿香牙皂各一分尤妙○醒後宜服紅花湯用紅花桃仁蘇木各三錢歸尾六錢石艾咀用水三盅煎至盅半服若打死傷死再入大黃三錢酒煎一二滾去渣服

寒凍

其症四肢強硬口噤有微氣者　且慢與火烘急取米炒令熱或熱灰用布袋盛按心頭冷則易之待其眼開以溫酒或薑湯稀粥灌之腹內既暖方可與火烘之

暑熱

用溫湯摩洗其心腹切忌冷水……如在路途中急用路上熱土圍其臍令人尿浸臍中即活后

以姜湯飲之

中死

不可近耳叫喚但唾其面咬其脚跟及足大拇指略移正卧處徐徐喚之 原無燈不點燈待少甦用皂角末吹鼻或雄黃酒灌之

墜跌

淤血冲之于心 用豆豉濃煎汁去渣服 若氣絶急攏開○便熱若灌之

穿舌

行路急跌咬穿舌心 用雞翎蘸米醋刷斷處血即止隨用蒲黃杏仁硼砂少許為末蜜調勻成膏含化即安

烟薰

用蘿蔔一片含口中烟氣不能毒 或晒乾為末備用乱世入非及古塚中伏氣害人者

伏氣

凡夏季五六七月不可淘井及入深古塚中背有伏氣令人冒悶奄忽欲死

腫瘍主治類方

仙方活命飲

此方治一切癰疽不論陰陽瘡毒未成者即消已成者即潰化膿生肌散瘀消腫乃瘡癰之聖藥誠外科之首方也故名之曰仙方活命飲

穿山甲炒三大片　皂刺五分　歸尾一錢五分　甘草節一錢

金銀花二錢　赤芍藥五分　乳香五分　没藥五分

花粉一錢　防風七分　貝母一錢　白芷一錢　陳皮一錢五分

右十三味好酒煎服恣飲盡醉

方歌 仙方活命飲平劑瘡毒癰疽俱可醫未成即消疼腫去即成膿化立生肌穿山皂刺當歸尾草節金銀赤芍宜乳沒天花防貝芷陳皮好酒共煎之

神授衛生湯

此方治癰疽發背疔瘡對口一切丹瘤惡毒諸證服之宜熱散風行瘀活血消腫解毒疎通藏府乃表裏兩實之劑功効甚速

皂角刺一錢 防風六分 羌活八分 白芷六分 穿山甲六分炒

連翹六分 歸尾一錢 乳香五分 沉香五分 金銀花一錢

石决明六分 天花粉一錢 甘草節一錢 紅花六分 大黄二錢酒拌抄

右十五味水二碗煎八分病在上部先飲酒一杯後服藥

病在下部先服藥後飲酒一杯以行藥力

如氣虛便利者不用大黄

方歌

神授衛生表裏劑癰疽諸瘡惡毒良行瘀活血兼消腫表

裏疎通實劑方皂刺防風羌芷甲連翹歸尾乳沉香金銀

石决天花粉甘草紅花大黄共

清熱消風散

此方治癰疽瘡腫已成未成之際無表無裏故外不惡寒内不便秘惟紅腫焮痛高腫有頭者宜服此藥以和解之也

皂角刺一錢 防風五分 陳皮一錢 連翹去心一錢 花粉五分

柴胡一錢 黄芩五分 川芎五分 白芍五分 甘草五分

當歸五分 黄耆一錢 金銀花五分 蒼术炒一錢 紅花一錢

右藥十五味水二鍾煎八分食遠服

方歌清熱消風無表裏癰疽諸毒和解方皂刺防風陳麯粉柴
芩芎芍草耆當銀花蒼朮紅花入婦女還加香附良

若婦人加香附子用童便炒

乳香黃耆散

此方治癰疽發背諸毒疔瘡疼痛不可忍者乃氣虛不勝毒之故也服之未成即消已成即潰不用刀砭惡肉自脫并治打撲損傷筋骨疼痛之證

當歸一錢 白芍一錢炒 人參一錢 生黃耆一錢 川芎一錢 熟地一錢 乳香五分

没藥五分　陳皮一錢　粟殼一錢去筋膜蜜炙　甘草節一錢

右水二鍾煎八分量病上下食前後服之

方歌　乳香黄耆治氣弱癰疽諸毒痛難當未成即消已成潰歸芍參耆芎地黄乳没粟陳甘草節更醫打撲筋骨傷

内疎黄連湯

此方治癰疽陽毒在裏火熱發狂發熱二便澀煩躁嘔噦舌乾口渴飲冷等證六脉沉教有力者急宜服之以除裏熱

山梔一錢　連翹一錢　薄荷一錢　甘草五分　黄芩一錢　黄連一錢

桔梗一錢 大　二錢 當歸一錢 白芍一錢炒 木香一錢 檳榔一錢

右水二茶鍾煎八分食前服加蜜二匙亦可

方歌 內踈黃連瀉裏熱癰瘡毒火陽盛狂腫硬發熱二便秘煩躁乾嘔渴飲涼梔翹薄草芩連桔大黃歸芍木檳榔

回陽三建湯

此方治癰疽發背初起不疼不腫不紅不熱堅如頑石硬若牛皮體倦身涼脈息遲細色似土硃粟頂多孔孔孔流血根腳平散軟陷無膿皮不作腐頭溫足涼者並急服之

人參一錢　附子一錢　當歸一錢　川芎一錢　甘草五分　茯苓一錢
生黄耆一錢　枸杞一錢　紅花五分　紫草五分　獨活五分　陳皮
蒼朮炒五分　厚樸炒五分　木香五分　山萸肉一錢
右十六味加煨薑三片皂角樹根上白及二錢水二煎
八分入酒一杯隨病上下食前後服之用棉帛覆蓋瘡上
常令溫煖不得大開瘡孔走泄元氣為要

方歌　回陽三建治陰瘡體倦身涼脉細遲不腫不疼不紅熱堅
如頑石硬如皮根平軟陷無膿腐參附歸芎草茯耆枸杞

紅花與紫草獨陳葱樸木山莢

竹葉黄耆湯

此方治癰疽發背諸般疔毒表裏不實熱甚口中乾大渴者服之生津止渴

人參八分 生黄耆八分 石膏煆八分 半夏製八分 麥冬八分

生地二錢 白芍八分 甘草八分 川芎八分 當歸八分

竹葉十片 黄芩八分

右十二味水二鍾薑三片燈心二十根煎八分食遠服

方歌　竹葉黄耆口乾渴清熱補正助生津參耆膏夏麥冬地芍
草芎歸竹葉芩

内消散

此方治癰疽發背對口疔瘡乳癰無名腫毒一切惡瘡能令癰腫内消使毒内化尿色赤污從小便而出勢大者雖不全消亦可轉重為輕移深居淺

知母一錢　貝母一錢　花粉一錢　乳香一錢　半夏一錢製

白及一錢　穿山甲一錢　皂刺一錢　銀花一錢

右九味水酒各一碗煎八分隨病上下食前後服之留藥渣搗爛加秋芙蓉葉一兩研為細末再加白蜜五匙用渣調敷瘡上一宿即消重者再用一服

方歌 内消散用化諸毒毒化從泉色變行知貝天花乳夏及穿山角敕共金銀藥渣搗和芙蓉葉白蜜調敷即平

已上諸方治癰疽七日以前瘡勢未成形體壯實而表裏之證相和者宜服病退即止如過七日以後形勢已成則宜托裏消毒等湯使毒現於外以速其膿若仍用前散下之藥恐

傷元氣致生變證也

內固清心散

此方治癰疽發背對口疔瘡熱甚掀痛煩躁飲冷其人內弱服之預防毒氣內攻於心也

菉豆粉二兩 人參二錢 氷片一錢 雄黃二錢 辰砂二錢

白豆蔻二錢 元明粉二錢 茯苓二錢 甘草二錢 乳香二錢

右十味為細末每服一錢五分蜜湯調下不拘時服

方歌 內固清心防毒攻內弱毒氣入心中掀痛熱甚兼飲冷豆

右十二味水二鍾煎八分食遠服

方歌 托裏消毒助氣血補正脫腐肌易生皂角銀花甘桔芷芎耆歸芍朮參苓

神功內托散

此方治癰疽腦頂諸發等瘡日久不腫不高不能腐潰脉細身涼宜服此溫補托裏之劑以助氣血也

人參一錢五分　附子製一錢　川芎一錢　歸身二錢　黃耆一錢

白朮土炒一錢五分　白芍炒一錢　木香研五分　穿山甲炒八分

甘草五分炙　陳皮一錢　白茯苓一錢

右十二味煨薑三片大棗二枚水二茶鍾煎八分食遠服

方歌　神功内托陰毒證不腫不高不潰疼參附芎歸耆朮芍末香山甲草陳苓

復元通氣散

此方治乳癰腹癰便毒耳痛耳聾等證皆由毒氣滯塞不通故耳服之則氣通毒散

青皮四兩　陳皮四兩　栝蔞仁二兩　穿山甲二兩　金銀花一兩

連翹一兩　甘草一兩半生半炙

右七味研末每服二錢黃酒調下

方歌　復元通乳腹癰便毒兼治耳痛聾青陳蔞甲銀翹草一服能教毒氣通

雙解貴金丸

此方治背疽諸毒初起木悶堅硬便秘脈沉實者悉效隨證加藥服法列後

生大黃一觔　白芷十兩

右二味為末水丸每服三五錢五更時用連鬚葱大者三

根黃酒一碗煮葱爛取酒送藥服畢蓋臥出汗過三二時候大便行一二次立効

按此宜通攻利之劑也濟之以葱酒力能發汗故云雙解弱者隨用中劑行後以四君子湯補之老人虛人每服一錢用人參加生薑煎湯送下過一時再一服得睡土半身得汗則已

方歌 雙解貴金治諸毒腫瘍初起木硬堅大黃白芷為丸服葱酒煎送汗下痊

黍米寸金丹

此方乃異人所傳常有暴中急證忽然卒倒者撬開牙關研灌三丸其人即活又能治發背癰疽徧身纏腫附骨癰疽等證也凡初起憎寒壯熱四肢倦怠沉重者不分表裏老幼輕重並宜服之

乳香 沒藥各一錢 狗膽一個乾者 鯉魚膽三個陰乾 硇砂二錢

蟾酥二錢 狗寶一錢 麝香五分 白丁香四十九個 蜈蚣全者七條酥炙

黃蠟三錢 烏金石一錢 頭胎男乳一合 輕粉一錢 雄黃一錢

水銀煉粉霜白色者三錢

右十六味為細末除黄蠟乳汁二味熬成膏子同藥和丸如菉豆大小兒用一丸大人三丸重者五丸冷病用葱湯熱病用新汲水送下衣被蓋勿令透風汗出為度諸病如失

方歌黍米寸金奇效方癰疽發背服之良乳香沒藥狗鯉膽蟾硇賣麝白丁香蜈蚣黄蠟烏金石男乳輕雄共粉霜

黍靈丹

此丹能治癰疽惡毒無名諸瘍及疔瘡回裏令人煩悶神昏或婦人初發乳證小兒痘疹餘毒或腰腿暴痛等證

解蟾酥二錢　活蜘蛛二十一個黑色大者佳　定心草一錢即兩頭尖鼠糞

飛羅麵六兩

右四味共研一處用菊花熬成稀膏和好撚為麥子形如麥子大每服七丸重大者九丸小兒輕證五丸在上俱用白滾水服在下用淡黃酒送服每一料加麥子一合收磁罐內

方歌 麥靈丹治疔毒疽鮮蟾酥與活蜘蛛定心草共飛羅麵黃菊熬膏相合宜

保安萬靈丹

此治癰疽疔毒對口發頤風寒濕痺濕痰流注附骨陰疽鶴膝風及左癱右瘓口眼歪斜半身不遂血氣凝滯徧身走痛步履艱辛偏墜疝氣偏正頭痛破傷風牙關緊閉截解風寒無不應效

茅山蒼朮八兩　麻黃　羌活　荊芥　防風　細辛

川烏湯泡去皮　草烏湯泡去皮　川芎　石斛　全蠍　當歸

甘草　天麻　何首烏各一兩　雄黃六錢

右十六味為細末煉蜜為丸重三錢硃砂為衣磁罐收貯視年歲老壯病勢緩急斟酌用之如惡瘡初起二三日間或癰疽已成至十日前後未出膿者狀若傷寒頭痛煩渴拘急惡寒肢體疼痛惡心嘔吐四肢沉重恍惚悶亂皮膚壯熱及傷寒四時感冒傳變疫證惡寒身熱俱宜服之用葱白大枝煎湯調服一丸蓋被出汗為效如汗遲以葱湯

催之其汗必出如淋如洗令其自収不可露風患者自快瘡未成者即消已成者即高腫潰膿如瘀無表裏相兼不必發散只用熱酒化服又按此方原載諸風癱瘓門中今移録於此者蓋瘡瘍皆起於營衛不調氣血凝滯始生癰腫此藥專能發散又能順氣搜風通行經絡所謂結者開之也經云汗之則瘡已正與此相合也服後當避風忌冷物戒房事如婦人有孕者勿服

歌方 萬靈丹治諸瘡病此藥猶能治腫瘍發表毒邪從汗解逼

行經絡效非常麻黃羗活荊防細川草烏芎石斛蒼全蠍當歸甘草等天麻何首共雄黃

腫瘍敷貼類方

凡腫瘍初起時腫高赤痛者宜敷涼藥以寒勝熱也然亦不可大過過則毒為寒凝變為陰證如漫腫不紅似有頭而不痛者宜敷溫藥乃引毒外發也經云發表不遠熱敷熱藥亦發表之意凡調敷藥須多攪則藥稠黏敷後貼紙必須搠斷則不崩裂不時用原汁潤之蓋借濕以通竅乾

則藥氣不入更添拘急之苦矣凡云斂藥必看毛竅有汗意者為血脈通熱氣散也反此者逆

如意金黃散

此散治癰疽發背諸般疔腫跌撲損傷濕痰流毒大頭時腫漆瘡火丹風熱天泡肌膚赤腫乾濕腳氣婦女乳癰小兒丹毒凡一切諸般頑惡熱瘡無不應效誠瘡科之要藥也

南星 陳皮 蒼朮各二斤 黃蘗五斤 薑黃五斤 甘草二斤

白芷五斤 上白天花粉十斤 厚朴二斤 大黃五斤

右十味共為咀片曬乾磨三次用細絹羅篩貯磁罐勿泄氣凡遇紅赤腫痛發熱未成膿者及夏月時俱用茶清同蜜調敷如欲作膿者用葱湯同蜜調敷如漫腫無頭皮色不變濕痰流毒附骨癰疽鶴膝風等證俱用葱酒煎調敷如風熱所生皮膚亢熱色亮遊走不定俱用蜜水調敷如天泡火丹赤遊丹黄水漆瘡惡血攻注等證俱用大藍根葉搗汁調敷加蜜亦可湯潑火燒皮膚破爛麻油調敷已上諸引調法乃別寒熱溫涼之治法也

方歌如意金黄散陽毒止痛消腫實良方南陳蒼蘗薑黃草白

芷天花朴大黄

五龍膏

此膏治癰疽陰陽等毒腫痛未潰者敷之即拔出膿毒

五龍草即烏蘞莓詳本草綱目蔓草即俗名五爪龍江浙多產之金銀花　豨薟草

車前草連根葉　陳小粉各等分

右四味俱用鮮草葉一處搗爛再加三年陳小粉并飛鹽

末二三分共搗為稠糊徧敷瘡上中留一頂用膏貼蓋避

風為主若冬月草無鮮者預採首下陰乾為末用陳米醋調敷一如前法并效如此方内五龍草或缺少不便倍加豨蘞草亦效

方歌　五龍膏用拔膿毒平劑五龍草銀花蒼耳車前俱搗爛小粉飛鹽攪糊搽

四虎散

此散治癰疽腫硬厚如牛領之皮不作膿腐者宜用此方

草　半夏　南星分等

右四味為細末用猪腦同搗徧敷瘡上留頂出氣

方歌　四虎散敷陰疽癱頑腫不痛治之平厚似牛皮難潰腐草烏　毒夏南星

真君貼散

此散治癰疽諸毒頑硬惡瘡散漫不作膿者用此藥敷之不痛者即痛痛者即止如皮破血流濕爛疼苦天泡火丹肺風酒刺等證并用之皆效

蕎麵五觔　明淨硫黄十觔為末　白麵五觔

右三味共一處用清水微拌乾濕得宜趕成薄片微晒半紙包裹風中陰乾收用臨時研細末新汲水調敷如皮破血流濕爛者用麻油調敷天泡火丹酒刺者用靛汁調搽并效

方歌　真君妙貼硫二麵水調頑硬不痛膿油調濕爛流血痛靛汁泡丹酒刺風

二青散

此散治一切陽毒紅腫疼癢焮熱等證未成者即消

青黛　黃蘗　白蘞　白薇各二兩　青露二兩即芙蓉葉　白及

白芷　水龍骨即多年艙船舊油灰　白鮮皮各兩　天花粉三兩　大黃四兩

朴硝兩

右十二味為末用醋蜜調敷已成者留頂未成者徧敷

方歌　二青散用敷陽毒腫痛紅熱用之消黛蘗蘞薇青露及芷

龍鮮粉大黃硝

拔宮錠子

此錠子治熱毒腫痛焮赤諸瘡并搽痔瘡最效

京墨一兩　胡黄連二錢　熊膽三錢　麝香五分　兒茶二錢

冰片七分　牛黄三分

右七味為末用豬膽汁為君加生薑汁大黄水浸取汁釅醋各少許相和藥成錠用涼水磨濃以筆蘸塗之

方歌　坎宮錠子最清涼熱腫諸瘡并痔瘡京墨胡連熊膽麝兒茶冰片共牛黄

離宮錠子

此錠子治疔毒腫毒一切皮肉不變漫腫無頭搽之立效

血竭三錢 硃砂二錢 膽礬三錢 京墨一兩 蟾酥三錢

麝香一錢五分

右六味為涼水調成錠涼水磨濃塗之

方歌

離宮錠治諸疔毒漫腫無頭涼水塗血竭硃砂為細末膽礬京墨麝蟾酥

白錠子

此錠子專敷初起諸毒癰疽疔腫流注痰包惡毒及耳痔耳挺等證

白降丹四錢即白靈藥 銀黝二錢 寒水石二錢 人中白二錢

右四味共為細末以白及麵打糊為錠大小由人不可入口每用以陳醋研敷患處如乾再上自能消毒

方歌

白錠專敷初起毒癰宜疔腫與痰包降丹銀黝人中白寒水白及醋研消

蝌蚪拔毒散

此散治無名大毒一切火毒瘟毒敷之神效

寒水石研極細末 淨皮硝研極細末 川大黃各等分研極細 蝦蟆子初夏

時河內有蝌蚪成羣大頭長尾者撈來放罈內泥封口埋至秋天化成水

右用蝌蚪水一大碗入前藥末各二兩陰乾再研勻收磁罐內每用時以水調塗患處

方歌 拔毒散治無名毒火毒瘟毒俱可施寒水消黃蝌蚪水浸乾藥末水調之

二味拔毒散

此散治風濕諸瘡紅腫痛癢疥痱等疾甚效

明雄黃　白礬各等分

右二味為末用茶清調化鵞翎蘸掃患處壞痛自止紅腫即消

方歌 二味抜毒消紅腫風濕諸瘡痛癢寧一切肌膚疥癬疾雄礬為末用茶清

回陽玉龍膏

此膏治癰疽陰瘡不發熱不辨痛不腫高不作膿及寒熱流注冷痛痺風脚氣手足頑麻筋骨疼痛及一切皮色不變漫腫無頭鶴膝風等證但無肌熱者一槩敷之俱有功効

軍薑二兩炒　肉桂五錢　赤芍三兩炒　南星一兩　草烏三兩

白芷一兩

右六味製畢共為細末熱酒調敷

方歌　回陽玉龍陰毒證不熱不疼不腫高軍薑桂芍星烏芷研末須將熱酒調

沖和膏

此膏治癰疽發背陰陽不和冷熱相凝者宜用此膏敷之能行氣疏風活血定痛散瘀消腫袪冷輭堅誠良藥也

紫荊皮炒五兩　獨活炒三兩　白芷三兩　赤芍炒二兩

石菖蒲一兩五錢

右五味共為細末葱湯熱酒俱可調敷

方歌　沖和發背癰疽毒　冷熱相凝此藥敷　行氣疎風能活血　紫荊獨芷芍菖蒲

鐵桶膏

此膏治發背將潰時根脚走散瘡不收束者宜用此藥圍敷

膽礬三錢　銅綠五錢　麝香三分　白及五錢　輕粉二錢

鬱金二錢　五倍子一兩炒　明礬四錢

右八味共為極細末用陳米醋一碗杓內慢火熬至一小杯俟起金色黃泡為度待溫用藥末一錢攪入醋內炖溫用新筆塗於瘡根周圍以棉紙覆蓋藥上瘡根自生縐紋漸收漸緊其毒不致散大矣

方歌　鐵桶膏收毒散大周圍敷上束瘡根膽礬銅綠及輕粉五倍明礬麝鬱金

烏龍膏

此膏治一切諸毒紅腫赤暈不消者用此藥敷上極有神效

木鱉子二两去殼　草烏半两　小粉四两　半夏二两

右四味於鐵銚内慢火炒焦黑色為度研細以新汲水調敷一日一換自外向塗之須留瘡頂令出毒氣

方歌　烏龍膏用治諸毒赤暈能収治腫瘍木鱉草烏小粉夏凉水調敷功効良

神效千搥膏

神此膏專貼瘡瘍疔毒初起貼之即消治瘰癧連根拔出大人

臁瘡小兒蟷拱頭等證並效

土木鱉五個去殼　白嫩松香四兩揀淨　銅綠一錢研　乳香二錢

沒藥二錢　蓖麻子七錢去殼　巴豆肉五粒　杏仁一錢去皮

右八味合一處石白內搗三千餘下即成膏取起浸涼水

中用時隨瘡大小用手捻成薄片貼瘡上用絹蓋之

方歌千搥膏貼諸疔毒瘰癧臁蟷拱頭木鱉松香銅乳沒蓖麻

巴豆杏仁投

馬齒莧膏

馬齒莧性味清涼能解諸毒今用此一味或服或敷甚有功効所治諸證列後

一治楊梅徧身如癩喉硬如官者取莧碗粗一握酒水煎服出汗

一治發背諸毒用莧一握酒煎或冷服出汗再服退熱去腐三服即愈并杵莧敷之

一治多年頑瘡臁瘡疼痛不収口者杵莧敷之取蟲一日一換三日後腐肉已盡紅肉如珠時換生肌藥収口

一治面腫脣緊搗汁塗之

一治婦人臍下生瘡痛癢連及二陰者用莧四兩青黛一兩研勻敷之

一治濕癬白禿取石灰末炒紅用莧汁熬膏調勻塗之

一治丹毒加藍靛根和搗敷之

方歌　馬齒莧膏只一味楊梅發背服敷之頑瘡面腫搗汁用婦女陰瘡共黛施濕癬白禿加灰末丹毒藍根補和宜

潰瘍主治類

四君子湯

人參　茯苓　白朮土炒各二錢　甘草一錢

右四味薑三片棗二枚水煎服

四物湯

川芎一錢五分　當歸酒洗三錢　白芍炒二錢　地黄三錢

右四味水煎服

八　湯

人參一錢　茯苓一錢　白朮一錢五分　甘草五分　川芎一錢

當歸一錢　白芍炒一錢　地黃一錢

右八味水煎服

十全大補湯

於八珍湯內加黃耆肉桂水煎服

人參養榮湯

於十全大補湯內去川芎加陳皮遠志五味子水煎服

內補黃耆湯

於十全大補湯　去白朮加遠志麥門冬水煎服

按四君子湯補氣不足者也四物湯補血不足者也八珍湯雙補血氣不足者也十全大補湯大補血氣諸不足者也人參養榮湯去川芎者因面黃血少加陳皮以行氣之滯五味子以收斂氣血遠志以生心血也內補黃耆湯治潰瘍口乾去白朮者避其燥能亡津也加遠志麥冬者以生血生津也如痛者加乳香沒藥以定痛硬者加穿山甲皂角刺以消硬也已上諸方凡癰疽潰後諸虛者悉準於此當隨證酌用之

方歌

四君參苓白朮草四物芎歸芍地黃二方兼補八珍是更加耆桂十補湯榮去芎加陳遠味內去朮加遠冬良痛甚乳沒硬穿皂潰後諸虛斟酌方

異功散

人參二錢　白朮二錢土炒　茯苓一錢　甘草五分炙　陳皮五分

右五味薑三片棗二枚水煎服

理中湯

人參二錢　白朮二錢土炒　乾薑一錢　甘草五分炙

右四味水煎服

六君子湯

人參二錢　白朮土炒三錢　茯苓一錢　甘草炙一錢

陳皮一錢　半夏製一錢五分

右六味薑三片棗二枚水煎服

香砂六君子湯

人參一錢　白朮土炒二錢　茯苓一錢　甘草炙五分

藿香或木香一錢　陳皮一錢　半夏製一錢五分　砂仁五分

右八味薑三片水煎服

按四君子湯加陳皮名異功散潰後脾虛氣滯者宜之四君子湯減茯苓加乾薑名曰理中湯潰後脾虛氣滯者宜之蓋氣虛則陽虛陽虛生寒故於補氣藥中加溫熱之味也四君子湯加陳皮半夏名六君子湯潰後氣虛有痰者宜之六君子湯加藿香或木者砂仁名香砂六君子湯潰後胃虛痰飲嘔吐者宜之無痰飲氣虛嘔逆甚者加丁香沉香潰後氣虛有寒加肉桂附子潰後瀉者加訶子肉豆蔻

腸滑不固加罌粟殼食少咳嗽者加桔梗麥冬五味子湯者加乾葛傷食脾胃虛弱加山查神麯穀芽或麥芽此皆瀉後氣不足者以四君子湯為主隨證加減也

歌 四君加陳異功散理中減朮加乾薑有痰陳半六君子嘔吐砂仁木霍香逆下丁沉寒桂附瀉加訶蔻粟滑腸咳桔冬味渴加葛傷食查麯穀麥良

托裏定痛湯

於四物湯內加肉桂乳香沒藥粟殼水煎服

聖愈湯
於四物湯內加柴胡人參黃耆水煎服
柴胡四物湯
於四物湯內加柴胡人參黃芩半夏甘草水煎服
地骨皮飲
於四物湯內加丹皮地骨皮
知蘗四物湯
於四物湯內加知母黃蘗

三黄四物湯

於四物湯内加黄連黄芩黄蘗

按 托裏定痛湯潰後血虛疼痛者宜之聖愈湯潰後血虛内熱心煩氣少者宜之柴胡四物湯潰後血虛有寒熱者宜之地骨皮飲潰後不寒者宜之知蘗四物湯潰後五臟陰火骨 者宜之三黄四物湯潰後六腑陽火煩熱者宜之蓋血虛則陰虛陰虛主熱故補血藥中多加寒涼之味也此背潰後血不足者以四物湯為主隨證加減也

方歌　四物加桂乳沒粟托裏定痛功效奇聖愈四物參耆入血虛血熱最相宜血虛寒熱小柴合惟熱如丹地骨皮陽火煩熱三黃合陰火骨蒸加蘗知

補　益氣湯

補中益氣湯治瘡瘍元氣不足四肢倦怠口乾時熱飲食無味脈洪大無力心煩氣怯者俱宜服之

人參一錢　當歸一錢　生黃耆二錢　白朮一錢土炒　升麻三分

柴胡三分　甘草一錢炙　麥冬一錢去心　五味子五分研　陳皮五分

右十味水二鍾薑三片棗二枚煎一鍾空心熱服

人參黃耆湯

治潰瘍虛熱不睡少食或寒濕相凝作痛者效即前方去柴胡加神麯五分炒蒼朮五分炒黃蘗五分炒

方歌 補中益氣加麥味潰後見證同內傷參耆歸朮升柴草麥味陳皮引棗薑人參黃耆寒濕熱加麯蒼蘗減柴方

獨參湯

此湯治潰瘍膿水出多元氣虛餒外無邪氣自汗脈虛者宜

服之

人参二两

右一味水二鍾棗十枚或蓮肉元眼肉煎好徐徐服之若煎至稠厚即成膏矣作三次用醇酒熱化服之亦可

方歌 膿水過多元氣餒不生他恙獨参宜徐徐代飲無窮妙棗蓮元肉共煎之

温胃飲

此湯治癰疽脾胃虚弱或内傷生冷外感寒邪致生呃逆中脘疼痛嘔吐清水等證宜急服之

人參一錢　白朮二錢土炒　乾薑一錢炮　甘草一錢　丁香五分

沉香一錢　柿蒂十四個　吳萸七分酒洗　附子一錢製

右九味水三鍾薑三片棗二枚煎八分不拘時服

方歌　温胃飲治寒呃逆内傷外感邪寒生理中加丁沉柿蒂寒

盛吳萸附子寧

橘皮竹茹湯

此湯治潰瘍胃火上逆氣衝以致時時呃逆身熱煩渴口乾

脣焦此熱呃也服之有效

橘紅二錢　竹茹三錢　生薑一錢　柿蒂七個

人參一錢　黃連一錢

右六味水二鍾煎八分空心溫服

方歌　橘皮竹茹熱呃逆胃火氣逆上衝行橘紅竹茹薑柿蒂虛

加參補熱連清

胃愛丸

此丸治潰瘍脾胃虛弱諸味不喜者宜服此丸助脾氣開胃

口而飲食自進矣

人參一兩　山藥一兩肥大上白者切片男乳拌合透晒後微焙　建蓮肉五錢去皮心

白豆蔻三錢　小紫蘇五錢蜜拌晒乾微蒸片時連梗葉切片

陳皮六錢用陳老米先炒黃色方入同炒微燥勿焦　雲片白术一兩鮮白者米汁浸去滥水切片晒乾同麥芽拌炒　甘草三鈔炙　上白茯苓一兩切一分厚咀片用砂仁二錢同茯苓合碗內飯上蒸熟

右九味共為細末用老米二合微焙碾粉泡荷葉煎湯打糊丸梧桐子大每服八十九清米湯送下不拘時服

方歌

不思飲食宜胃愛開胃扶脾效若仙與功山藥蘇梗葉建蓮白蔻米糊丸

三十

清震湯

治潰瘍脾腎虛弱或誤傷生冷或氣惱勞役或病後入房太早以致寒邪乘入中脘乃生呃逆急服之

人參　益智仁　半夏製各一錢　澤瀉三分　香附

陳皮　白茯苓各一錢　附子製一錢　炙甘草一錢

柿蒂二十四個

方歌　清震湯治腎家寒人參益智半夏攢澤瀉香附陳茯苓附子甘草柿蒂煎

二神丸

此丸治癰疽脾腎虛弱飲食不消黎明溏瀉者服之有效

肉果二兩 麪裹煨肥大者槌去油　補骨脂四兩 微炒香

右二味共為細末用大棗四十九枚老生薑四兩切片水浸薑棗煮至水乾為度取棗肉為丸桐子大每夜半用清米湯送下七十丸治腎瀉脚瀉甚效

方歌　二神丸治脾腎弱飲食不化瀉黎明肉果補脚骨脂腎生薑煮棗肉丸成

加味地黄丸

此丸治癰疽已潰虛火上炎口乾作渴者宜服之

熟地八兩 酒蒸搗膏　山藥四兩 炒　山萸肉五兩 去核　白茯苓四兩

牡丹皮四兩 酒洗　澤瀉三兩 蒸　肉桂六錢　五味子三兩 炒

右八味共為末煉蜜丸如梧桐子大每服二錢空心鹽湯送下

方歌 加味地黄勞傷腎水衰津少渴良方山萸山藥丹苓澤肉桂五味熟地黄

參术膏

此膏治癰疽發背等證大潰膿血之後血氣大虛急宜用此補之

人參半觔切片用水五大碗沙鍋慢火熬至三碗將渣再煎汁一碗共用蜜羅濾淨復熬稠厚磁碗內收貯聽用

雲片白术六兩　懷慶熟地六兩俱熬同上法

以上三膏各熬完畢各用磁罐盛之入水中待冷取起密蓋勿令泄氣如患者精神短少懶於言動短氣自汗者以人參膏三匙白术膏二匙地黄膏一匙俱用無灰好酒一

杯炖熟化服如脾虚弱飲食減少或食不知味或已食不
化者用白术膏三匙人參膏二匙地黄膏一匙熱酒化服
如腰膝痠輭腿脚無力皮膚枯槁者用　膏二匙參术
膏各二匙化服如氣血脾胃相等無偏勝者三膏每各二
匙熱酒化服此膏用於清晨及臨睡時各進一次自然强
健精神頓生氣血新肉易長瘡口易合一切瘡形危險勢
大膿多者服之自無變證也夏天炎熱恐膏易變合作二
次熬用亦好愈後常服能鬚髮變黑返老還童已上諸方

功難及此

方歌參术膏治大膿後血氣雙補此方宗人參白朮同熟地鰲成膏服有奇功

八仙糕

此糕治癰疽脾胃虛弱食少嘔泄精神短少飲食無味食不作饑及平常無病久病者服之能健脾胃

山藥六兩　人參六兩　粳米七升　糯米七升　白蜜一斤

白糖霜二兩半　蓮肉六兩　芡實六兩　白茯苓六兩

右將山藥人參蓮肉　白茯苓五味各為細末再將粳糯米為粉與上藥末和勻將白糖入蜜湯中炖化隨將粉藥熟和勻攤鋪籠内切成條蒸熟火上烘乾磁器收貯每日清早用白湯泡數條或乾用亦可饑時隨用服至百日啟脾壯胃功難筆述

方　八仙糕用健脾胃食少嘔泄服之靈山藥人參芡糯米蜜糖蓮芡白雲苓

洗滌類方

洗有蕩滌之功滌洗則氣血自然舒暢其毒易於潰腐而無壅滯也凡腫在四肢者溻漬之在腰腹脊背者淋之在下部者浴之俱以布帛或棉蘸洗稍溫即易輕者日洗一次重者日夜洗二次每日洗之不可間斷凡洗時冬月要猛火以逼寒氣夏月要明窗以避風涼若不慎此輕則有妨收口重則恐變純陰夫洗藥不一如初腫與將潰者俱用葱歸溻腫湯淋洗如陰證不起者俱用艾茸湯敷法如潰後俱用猪蹄湯淋洗用猪蹄湯者以助肉之氣而逐腐

也此滌洗之法乃瘍科之要藥也

葱歸溻腫湯

此湯治癰疽瘡瘍初腫將潰之時用此湯洗之以瘡內熱癢為度

獨活三錢　白芷三錢　葱頭七個　當歸三錢　甘草三錢

右五味以水三大碗煎至湯醇濾去渣以絹帛蘸湯熱洗如溫再易之

方歌　葱歸溻腫洗諸毒初起將潰用之宜洗至熱癢斯為度瘍

芷蔥歸甘草俱

艾茸敷法

此膏治陰瘡黑陷而不痛者用之為良以知痛則生不知痛出紫血者死然必内服大補回陽之劑以助之

硫黄五錢　雄黄五錢　艾茸一觔

右以硫雄二味為末同艾入水煎半日水將乾取艾出搗爛溫敷患處再煎再易十餘次為度

方歌　艾茸敷法治陰瘡黑陷不痛用之良石硫雄黄同艾煮搗

成膏敷定能康

豬蹄湯

此湯治癰疽諸毒流膿者煎好洗之以助肉氣消腫散風脫腐止痛去惡肉活死肌潤瘡口如腐盡者不必用之當以米泔水熱洗之令瘡潔淨不可過洗過洗則傷水皮膚破爛難生肌肉斂口矣

黃芩　甘草　當歸　赤芍　白芷　蜂房

羌活各等分

右七味共為粗末看證之大小定藥之多少先將豬前蹄一隻用水六碗煮蹄軟為度將汁濾清吹去汁上油花即用粗藥末一兩投於汁中再用微火煎十數沸濾去渣候湯微溫即用方盤一個靠身於瘡下放定隨用軟綿蘸湯淋洗瘡上并入孔內輕手捺盡內膿庶敗腐宿膿隨湯而出以淨為度再以軟帛疊七八重蘸湯勿令大乾覆於瘡上兩手輕按片時帛溫再換如此再按四五次可以流通血氣解毒止痛去瘀也洗訖用絹帛挹乾即隨證以應

用之藥貼之

方歌 豬蹄湯治癰疽毒已潰流膿用此方消腫散風能止痛芩甘歸芍芷蜂羌

膏藥類方

萬應膏

此膏治一切癰疽發背對口諸瘡痰核流注等毒貼之甚效

川烏　草烏　生地　白歛　白及　象皮

官桂　白芷　當歸　赤芍　羌活　苦参

土木鼈　穿山甲　烏藥　甘草　獨活

元參　定粉　大黃各五錢

右十九味定粉在外用淨香油五觔將藥浸入油內春五夏三秋七冬十候日數已足入潔淨大鍋內慢火熬至藥枯浮起為度住火片時用布袋濾去渣將油稱準每油一觔對定粉半觔用桃柳枝不時攪之以黑如膝亮如鏡為度滴入水內成珠薄紙攤貼

方歌　萬應膏用貼諸毒發背癰疽對口瘡川草烏同地蘞及梟

皮桂芷芍歸羌苦参木鱉穿烏藥甘獨元参定粉黄

紺珠膏

此膏治一切癰疽腫毒流注頑臁風寒濕痺瘰癧乳癰痰核

血風等瘡及頭痛牙疼腰腿痛等證悉驗

製麻油四兩　製松香一觔

右將麻油煎滾入松香文火溶化柳枝攪候化盡離火下

細藥末二兩三錢攪勻即傾於水內扯拔數十次易水

之聽用

一瘀血腫毒瘰癧等證但未破者再加麝香散隨膏之大小患之輕重每加半分至三三分為率

一毒深膿不盡及頑瘡對口等證雖潰必用此膏獲效

一未破者貼之勿揭揭則作癢痛亦勿揭能速於成膿患在平處者用紙攤貼患在彎曲轉動處者用絹帛攤貼

一臁瘡及臂腿寒濕等瘡先用茶清入白礬少許洗淨貼之見效

一頭痛貼太陽穴牙痛塞牙縫內

一內癰等證作丸用蛤粉為衣服下

一便毒痰核多加魏香散如膿瘡再加銅青如蟺拱頭癬毒貼之亦效

製油法

每麻油一斤用當歸木鱉子肉知母細辛白芷巴豆肉文蛤打碎山茨菇打碎紅芽大戟續斷各一兩槐柳枝各二十八寸入油鍋內浸二十一日煎枯去渣取油聽用査鬪解嘘珀膏多續隨子此方宜加之

製松香法

擇片子淨嫩松香為末十斤取槐柳桃桑芙蓉等五樣枝各五斤剉碎用大鍋水煎濃汁濾淨再煮一次各收之各分五分每用初次汁一分煎滚入松香末二斤以柳槐枝攪之煎至松香沉下水底為度即傾入二次汁內乘熱拔扯數十次以不斷為佳候溫作餅收之餘香如法

膏內細藥方

乳香　没藥各五錢　明雄黃四錢　血竭五錢

麝香一錢　輕粉二錢

右為細末加入膏内用

魏香散

乳香　没藥　血竭各等分　阿魏　麝香各減半

為末罐收聽用

方歌　紺珠膏貼癰疽毒流注頑臁濕痺名瘰癧乳癰痰核并血

風頭痛及牙疼松香化入麻油乳没雄黃竭麝輕髓諸更

加魏香散麝香魏竭乳没并

陀僧膏

此膏專貼諸般惡瘡流注瘰癧跌撲損破金刃誤傷等證用之有效

南陀僧二十兩研末　赤芍二兩　全當歸二兩　乳香五錢去油研

沒藥五錢去油研　赤石脂二兩研　苦參四兩　百草霜二兩篩研

銀黝一兩　桐油二觔　香油一觔　血竭五錢研

孩兒茶五錢研　川大黃半觔

右藥先將赤芍當歸苦參大黃入油內煠枯熬至滴水不

散再下陀僧末用槐枝攪至滴水將欲成珠將百草霜
細細篩入攪勻再將群藥及銀黝篩入攪極勻傾入水
內衆手扯千餘下再收入磁盆內常以水浸之
方歌 陀僧膏貼諸惡瘡流注瘰癧跌撲傷陀僧赤芍歸乳沒赤
脂苦參百草霜銀黝桐油香油共血竭兒茶川大黃

巴膏方

此膏貼一切癰疽發背惡瘡化腐生肌甚效

象皮六錢 穿山甲六錢 山梔子八十個 人頭髮一兩二錢

血竭一錢另研細末　兒茶二錢另研極細末　硇砂三錢另研極細末

黄丹飛　香油　桑槐桃柳杏枝各五十

右將桑槐桃柳杏五枝用香油四觔將五枝煠枯撈出次入象皮穿山甲入頭髮煠化再入山梔子煠枯用絹將藥渣濾去將油復入鍋内煎滚離火少傾每油一觔入黄丹六兩攪勻用慢火熬至滴水中成珠將鍋取起再入血竭兒茶硇砂等末攪融用凉水一盆將膏藥傾入水内用手扯藥千餘遍換水數次接去火氣磁罐收貯用時不宜見

大須以銀杓盛之重湯燉化薄紙攤貼

方歌　癰疽發背用巴膏煎中插茶髮竭硇枝用桑槐桃柳杏黃丹攪和共油熬

亞聖膏

此膏治一切破爛諸瘡並楊梅結毒貼之甚效

象皮一兩　驢甲一塊卽懸蹄　鷄子清三個　木鱉子七個

蛇蛻二錢　蟬蛻四錢　血餘三錢　穿山甲六錢　槐枝

榆枝　艾枝　柳枝　桑枝各二十一寸　黃丹

黄蠟 麻油三觔

右將藥浸七日煎如常法濾去渣每淨油一觔入黄丹七兩煎成膏入黄蠟五錢化勻再加血竭五錢兒茶三錢乳香三錢沒藥三錢煅牡礪五錢五靈脂五錢石五味研極細末入膏内成膏出火攤貼

方歌 亞聖膏治破爛楊梅結毒貼之良象驢鷄鱉蛇蟬蛻血甲槐榆艾柳桑丹蠟麻油勻化後竭茶乳沒螵臺裹

絳珠膏

此膏治潰瘍諸瘡用之去腐定痛生肌甚效

天麻子肉八十一粒　雞子黃十個　麻油十兩　血餘五錢

黃丹水飛二兩　白蠟三兩　血竭三錢　硃砂二錢

輕粉三錢　乳香三錢　沒藥三錢　兒茶三錢　冰片一錢

麝香五分　珍珠二錢

右將麻油煠血餘至焦枯加麻子肉鷄子黃再煠枯去渣入蠟候化離火少時入黃丹攪勻再加細藥和勻收用攤貼

方歌　絳珠化腐主生肌蔴肉鷄黄油血餘丹蠟蝎砂輕乳没兒茶冰麝共珍珠研細和勻隨證用乳岩須要入銀朱

乳岩加銀朱一兩

絳紅膏

此膏治一切腫毒已成疼痛不消者貼之悉效

銀朱　五錢

右一味為細末以生桐油調攤如膏先用紬燈照後貼此膏

方歌　絳紅膏治毒已成腫難消用最靈一味銀朱為細末桐油

調和貼之平

加味太乙膏

此膏治發背癰疽及一切惡瘡濕痰流注風濕徧身筋骨走注作痛湯潑火燒刀傷棒毒五損內癰七傷外證俱貼患處又男子遺精女人白帶俱貼臍下臟毒腸癰亦可丸服諸般瘡癤血風癩癢諸藥不止痛癢者並效

白芷 當歸 赤芍 元參各二兩 柳枝 槐枝各一百寸

肉桂二兩 沒藥三錢 大黃二兩 木鱉二兩 輕粉四兩研不見星 生地二兩

阿魏三錢　黃丹水飛四十兩　乳香五錢　血餘
右將白芷當歸赤芍元參肉桂大黃木鱉生地八味併槐
柳枝用真麻油足秤五觔將藥浸入油內春五夏三秋七
冬十八大鍋內慢火熬至藥枯浮起為度住火片時用布
袋濾淨藥渣將油秤準用細舊絹將油又濾入鍋內要清
淨為佳將血餘投上慢火熬至血餘浮起以柳枝挑看似
膏溶化之象方算熬熟淨油一觔將飛過黃丹六兩五錢
徐徐投入火加大些夏秋亢熱每油一斤加丹五錢不住

手攪候鍋內先發青烟後至白烟疊旋起氣味香馥者其膏已成即便住火將膏滴入水中試軟硬得中如老加熱油如稀加炒丹每各少許漸漸如火務要冬夏老嫩得所為律候烟盡掇下鍋來方下阿魏切成薄片散於膏上化盡次下乳沒輕粉攪勻傾入水中以柳棍摟成一塊再換冷水浸片時乘溫每膏半斤扯拔百轉成塊又換冷水浸隨用時每取一塊銅杓內復化隨便攤貼至妙

方歌

太乙膏治諸般毒一切瘡傷俱貼之白芷當歸赤芍藥元

參杜沒梛槐枝大黃水鱉輕生地阿魏黃丹乳血餘　一

口膏藥

此膏專貼諸瘡腫毒潰破流膿甚効

淨巴豆肉十二兩　蓖麻子十二兩去殼　香油三觔

蝦蟇五個　活鯽魚十尾

各唧人髮一團

先將巴豆肉蓖麻子八油內浸三日再將蝦蟇浸宿臨

熬時入活鯽魚共煠焦去渣淨慢火熬油滴水成珠離火

傾於淨鍋內再加官粉二觔半乳香末五錢不時攪之冷

定為度用時重湯炖化薄紙攤貼

方歌 白膏專貼諸瘡毒巴豆蓖麻浸入油活鯽蝦蟇同煠後再將官粉乳香投

化腐紫霞膏

此膏善能穿透諸毒凡發背已成瘀肉不腐及不作膿者用此膏以腐爛瘀肉穿潰膿毒其功甚效

金頂砒五分　潮腦一錢　螺螄肉二兩用肉晒乾為末

輕粉三錢　血竭二錢　巴豆仁五錢研用白仁

右各為末共碾一處磁罐收貯臨用時用麻油調搽頑硬肉上以棉紙蓋上或膏貼俱可

方歌　化腐紫霞膏穿毒透膿化腐效如神金砒潮腦螺螄肉粉竭蓖麻仁巴豆仁

貝葉膏

此膏貼癰疽發背一切潰爛諸瘡

麻油一觔　血餘雞子大一個　白蠟二兩

右將血餘以文火煠化去渣下火入白蠟洛化候温用棉

紙剪塊三張張於油蠟內蘸之貼於磁器勒上用時揭貼

張貼患處日換八九次力能定痛去腐生肌其功甚速切

勿忽之

方歌

貝葉膏治潰爛瘡去腐生肌功効强血餘蘇油煎渣去下

火入蠟化貼良

碧螺膏

此膏治下部濕瘡疥癬并結毒痰串癧瘡

松香取嫩白者佳為末篩過用銅盆以猪油遍搽之入水至

滾入香不住手攪之以香沉底為度即傾冷水中扯扯

百十次以不斷爲度

布將蔴油煎　水成珠入松香一觔文火溶化看老嫩取起離火住滾徐徐入糠青膽礬各淨末五錢以柳枝左攪匀爲度如老加熟豬油二三錢用綠紙薄攤貼之

方歌　碧螺膏治疥濕瘡豬脂蔴油嫩松香再入糠青膽礬末綠紙攤貼效非常

麻藥類方

瓊酥散

此治一切腫毒等瘡服之開鍼不痛

蟾酥一錢　半夏六分　閙羊花六分　胡椒一錢八分

蓽茇一錢　川椒一錢八分　川烏一錢八分

右七味共為細末每服半分黃酒調服如欲大開加白酒藥一丸

方歌　瓊酥散是麻入藥開鍼不痛用蟾酥蓽茇閙羊生半夏胡椒川椒與川烏

整骨麻藥

此藥開取箭頭服之不痛

麻黄　胡茄子　薑黄　川烏　草烏各等分

鬧羊花倍用

右六味共爲末每服五分茶酒任下欲解用甘草煎湯服之即甦

方歌　整骨麻藥取箭頭不傷筋骨可無憂麻黄薑黄胡茄子川草烏與鬧羊投

外敷麻藥

此藥敷於毒上麻木任割不痛

川烏尖五錢　草烏尖五錢　蟾酥四錢　胡椒一兩

生南星五錢　生半夏五錢

一方加蓽茇五錢　一方加細辛一兩

右為末用燒酒調敷

方歌　外敷麻藥調燒酒力割不痛效最神川草烏蟾椒星夏一

加蓽茇一加細辛

去腐類方

腐者壞肉也諸書云腐不去則新肉不生蓋以腐能浸淫好肉也當速去之如遇氣實之人則用刀割之取效若遇氣虛之人則惟恃藥力以化之蓋去腐之藥乃瘍科之要藥也

白降丹

此丹治癰疽發背一切疔毒用少許瘡大者用五六釐瘡小者用一二釐水調敷瘡頭上初起者立刻起皰消散成膿者即潰腐者即脫消腫誠奪命之靈丹也

硃砂　雄黃各二錢　水銀一兩　硼砂五錢

火消　食塩　白礬　皂礬各一兩五錢

先將硃雄硼三味研細入塩礬硝皂水銀共研勻以水銀不見星為度用陽城罐一個放微炭火上徐徐起藥入罐化盡微火逼令乾取起如火大太乾則汞走如不乾則藥倒下無用其難處在此再用一陽城罐合上用棉紙截半寸寬將罐于泥草鞋灰光粉三樣研細以塩滷汁調極濕一層泥一層紙糊合口四五重及糊有藥罐上二三重

地下挖一小潭用飯碗盛水放潭底將無藥罐放於碗內以瓦換潭口四邊齊地恐炭灰落碗內也有藥罐上以生炭火蓋之不可有空處約三炷香去火冷定開看約有一兩外藥夾燥時罐上如有綠烟起急用筆蘸罐子鹽泥固之

紅升丹

此丹治一切瘡瘍潰後拔毒去腐生肌長肉瘡口堅硬肉黯紫黑用丹少許鷄翎掃上立刻紅活瘍醫若無紅白二

丹決難立刻取效

硃砂五錢　雄黃五錢　水銀一兩　火消四兩

白礬一兩　皂礬六錢

先將二礬火消研碎入大銅杓內加火消一小杯燉化一乾即起研細另將汞硃雄研細至不見星為度再入消礬末研勻先將陽城罐用紙筋泥搪一指厚陰乾常輕輕撲之不使生裂紋搪泥罐子泥亦可用如有裂紋以罐子泥補之極乾再晒無裂紋方入前藥在內罐口以鐵油盞蓋

定加鐵梁盞上下用鐵鏍鐵絲紮緊用棉紙撚條蘸醋周圍塞罐口縫間外用熟石膏細末醋調封固盞上加炭火二塊使盞熱罐口封固易乾也用大釘三根釘地下將罐子放針上罐底下置堅大炭火一塊外砌百眼爐升三炷香第一炷香用底火如火大則汞先飛上二炷香用大半罐火以筆蘸水擦盞第三炷香火平罐口用扇搧之頻頻擦盞勿令乾乾則汞先飛上三香完去火冷定開看盞氣足盞上約有六七錢刮下研極細磁罐盛用再預以鹽滷

汁調礶子稀泥用筆蘸泥水掃礶口周圍勿令泄氣蓋悉有綠烟起汞走也綠烟一起即無用矣

方歌

白降丹為奪命丹救膿化腐立時安硃雄汞與硼砂八還有消鹽白皂礬若去硼鹽紅升是長肉生肌自不難

元珠膏

此膏治腫瘍將潰塗之膿從毛孔吸出已開鍼者用撚蘸送孔內呼膿腐不淨塗之立化

木鱉子肉 十四個　螌蝥 八十一個　柳枝 四十九寸　驢甲片 三錢

草烏一錢　蔴油二两

右藥浸七日文火煠枯去渣入巴豆仁三個煎至黒傾於鉢内研如泥加麝香一分攪勻入礶内収用

方歌　呼膿化腐用元珠木鱉蟹螯共柳枝驢甲草烏油內浸煠枯巴豆麝香施

生肌類方

凡大毒潰爛內毒未盡若驟用生肌則外實內潰重者逼毒內攻輕者反增潰爛雖即收口其於旁處復生大瘡是

知毒未盡不可驟用生肌藥邉只以貝葉膏貼之頻換俟生肉珠時方用生肌藥如元氣弱者須當大補以培元氣

生肌定痛散

此散治潰爛紅熱腫痛有腐者用此化腐定痛生肌

生石膏一兩為末用甘草湯飛五七次 辰砂三錢

冰片二分 硼砂五錢

右四味共為末撒患處

方歌 生肌定痛治潰爛腫疼紅熱實相宜石膏飛過辰砂用共

入水棚細撒之

輕乳生肌散

此散治潰爛紅熱腫痛腐脫者用此定痛生肌

石膏煆一兩　血竭五錢　乳香五錢　輕粉五錢

冰片一錢　有水加龍骨白芷各一錢不收口加鷄內金

一錢炙右為末散之

方歌輕乳生肌治腐脫石膏血竭乳輕冰若然有水加龍芷收

口須添雞內金

薑礬散

此散治一切諸瘡發癢者用此擦之甚效

枯礬　乾薑

右等分為末先用細茶食塩煎湯洗之後用此散擦之冷瘡不収口者用乾薑一味為末擦患處覺熱如烘生肌甚效

方歌　薑礬最治諸瘡癢先用塩茶煎洗之若是冷瘡不収口乾薑一味擦生肌

腐盡生肌散

此散治一切癰疽等毒諸瘡破爛不斂者撒上即愈

兒茶　乳香　没藥各三錢　冰片一錢

麝香二分　血竭三錢　旱三七三錢

右為末撒之

有水加龍骨煅一錢

欲速收口加珍珠一兩

蟹黄二錢　法取團臍蟹蒸熟取黄晒乾取用

或用豬脂油半觔去渣加黃蠟一兩溶化傾碗內稍溫加前七味調成膏攤貼燀疽破爛等證若杖傷則旱三七倍之

一用鮮鹿腿骨紙包灰內煨之以黃脆為度如黑焦色則無用矣為細末撒之生肌甚速

方歌

腐盡生肌瘡不斂兒茶乳沒冰麝香血竭三錢加骨收口珍珠共蟹黃或用豬油溶黃蠟調煎七味貼之良一用火煨鹿腿骨為散生肌效甚長

月白珍珠散

此散治諸瘡新肉已滿不能生皮及湯火傷痛并下疳腐痛等證

青缸花五分　輕粉一兩　珍珠一錢

右為末撒之

下疳腐爛用豬脊髓調搽

一用雞子清傾瓦上晒乾取清為末撒之

方歌

月白珍珠皮不長并醫湯火下疳瘡青缸輕粉珍珠共豬髓調搽真妙方一用雞清傾瓦上晒乾為末撒之良

五色靈藥

此五色靈藥治癰疽諸瘡已潰餘腐不盡新肉不生撒之最效

食塩五錢　黑鉛六錢　枯白礬　枯皂礬

水銀　火消各二兩

先將塩鉛鎔化入水銀結成砂子再入二礬火消同炒乾研細入鉛汞再研以不見星為度入礶内泥固濟封口打三炷香不可太過不及一宿取出視之其白如雪約有二

兩為火候得中之靈藥

如要色紫者加硫黄五錢

要黄色者加明雄黄五錢

要色紅者用黑鉛九錢水銀一兩枯白礬二兩火消三兩

辰砂四錢明雄黄三錢

升煉火候俱如前法

凡升打靈藥硝要炒燥礬要煅枯

一方用燒酒煮乾炒燥方研入罐

一法凡打出靈藥倍加石膏和勻復入新罐內打一枝香

用之不痛

方歌 五色靈藥白用鹽黑鉛硝汞皂枯礬欲成紫色硫黄入黄

者雄黄加五錢紅去皂鹽鉛重用硃砂飛盡必須添

生肌玉紅膏

此膏治癰疽發背諸般潰爛棒毒等瘡用在已潰流膿時先

用甘草湯甚者用猪蹄湯淋洗患上輭絹挹淨用抵擱挑膏

於掌中搽化遍搽新肉上外以太乙膏蓋之大瘡洗換二次

内兼服大補氣血之藥新肉即生瘡口自斂此外科收斂藥
中之神藥也
當歸二两　白芷五錢　白蠟二两　輕粉四錢
甘草一两　紫草二錢　瓜兒血竭四錢　麻油一觔
右将當歸白芷紫草甘草四味入油内浸三日大杓内慢
火熬微枯色細絹濾清將油復入杓内煎滚入血竭化盡
次下白蠟微火亦化用茶鍾四個預放水中將膏分作四
處傾入鍾内候片時方下研極細輕粉各投一錢攪勻候

至一月夜用之極效

方歌　生肌玉紅膏最善潰爛諸瘡搽即收歸芷蠟輕甘紫草瓜兒血竭共麻油

瑩珠散

此膏治潰瘍去腐定痛生肌并楊梅瘡杖臁瘡下疳等證

白蠟三兩　豬脂油十兩　輕粉一兩五錢末

樟冰一兩五錢末

先將白蠟脂油溶化離火候溫入輕粉樟冰攪勻成稍凝

再入氷片末一錢攪勻成膏磁收聽用　凡用先將甘草
苦參各三錢水煎洗淨患處貼膏
杖瘡用荆川紙攤極薄貼之熱則易之其疔瘀即散疼痛
立止
楊梅瘡加紅粉二錢
頑瘡乳岩加銀硃一兩
臁瘡加水龍骨三錢或龍骨四錢
方歌　瑩珠膏用治潰瘡定痛生肌功效强白蠟豬脂樟氷粉楊

頑乳杖并臁瘡

呂祖一枝梅

此藥治男婦大人小兒新久諸病生死難定之間用芡實大一餅貼印堂之中點官香一枝香盡去藥已後一時許視貼藥處有紅斑暈色腫起飛散謂之紅霞捧日病雖危篤其人不死如貼藥處一時後不腫不紅皮肉照舊不變謂之白雲漫野病雖輕淺終歸冥路小兒急慢驚風一切老幼痢疾俱可貼之凡病用之皆可預知生死也

雄黃五錢　巴豆仁五錢不去油　硃砂三分

五靈脂三錢　銀朱一錢五分　蓖麻仁五分

右各研細，於端午日淨室中午時共研，加油燕脂為膏，磁盒收藏，勿經婦人之手。臨用豆大一圓，捏餅貼印堂中，其功立見。用過餅送入河中。

方歌

呂祖一枝梅驗病，定人生死印堂中，紅斑腫起斯為吉，無腫無紅命必終。藥用五靈蓖麻子，砂銀巴豆麝香雄。

卷三终